FRANZISKA MURI

Der Weg aus dem Schneckenhaus läuft nicht geradeaus

10 kleine Schritte,
um wieder unter
die Menschen zu finden

INHALT

Herzlich willkommen zu erprobten Impulsen gegen die Einsamkeit. Dass du hier liest, ist bereits ein erster Schritt heraus aus dem Schneckenhaus. Ihm können weitere folgen – und mit jedem Schritt wird es leichter.

HERZLICH WILLKOMMEN!

Während du diese Zeilen liest, fühlen sich Millionen von Menschen auf der ganzen Welt einsam. Ihre Zahl steigt Umfragen zufolge immer weiter an – und doch denken die meisten von ihnen, sie wären mit ihren schmerzhaften und lähmenden Gefühlen allein. Millionen Menschen meinen, ihre Einsamkeit wäre ein persönliches Versagen und kaum jemand würde sie verstehen. Doch das stimmt nicht. Wenn du dich einsam fühlst, dann bist du damit gewissermaßen in guter Gesellschaft. Das zu wissen kann guttun.

Doch es reicht natürlich nicht. Denn wenn du zu diesem Buch gegriffen hast, dann willst du dein Schneckenhaus verlassen. Mit den folgenden Kapiteln möchte ich dir genau dafür mutmachende Impulse anbieten. Einige davon werden dich vielleicht erstaunen. Denn die meisten Ratschläge für Menschen, die sich einsam fühlen, richten sich nach außen. Sie zielen darauf ab, dass wir so schnell wie möglich wieder in Gesellschaft kommen, wieder Menschen treffen und Verbundenheit schaffen. Auch darum wird es in diesem Buch gehen. Doch wir werden nicht gleich nach draußen stürmen, sondern zuerst einmal bei uns selbst anfangen.

Denn »Geh mehr unter Leute« hast du sicher schon oft gehört. Hat es dir geholfen? Wohl eher nicht, denke ich. Denn ganz sicher bist du zuvor auch selbst schon darauf gekommen, dass deine Einsamkeit verschwinden würde, wenn du wieder »unter Leute« gehen und dich bei ihnen gut aufgehoben fühlen würdest. Irgendetwas ließ dich diesen Weg aber bisher nicht gehen. Irgendetwas hielt dich zurück, obwohl du das vielleicht nicht einmal wolltest. Du bliebst im Schneckenhaus oder zogst dich sogar noch weiter dort hinein zurück.

So oft hört man: »Einsamkeit macht krank.« Oder: »Der Mensch ist ein soziales Wesen, er ist nicht fürs Alleinsein gemacht!« Das mag stimmen – doch was nützt es uns, wenn wir uns einsam fühlen? Was nützen uns solche Aussagen, wenn wir ja selbst nichts lieber wollen, als aus der Einsamkeit herauszukommen? Wir fühlen uns nur schlechter. Als würden wir etwas falsch machen und »es« nicht hinbekommen.

Es braucht einen anderen Ansatz. Denn der Weg heraus aus dem Schneckenhaus, er führt eben nicht geradeaus. Er geht mal ein gut gelauntes Stück nach vorn und dann auch wieder ein erschrecktes, enttäuschtes oder überwältigtes Stück zurück. Der Weg in ein wirkliches Wir, er verläuft in Kurven und Spiralen. Und er braucht auch eine gewisse Aussöhnung mit dem Alleinsein. Nur so ist es realistisch. Nur so kann sich ein Mensch, der die Einsamkeit intensiv kennenlernen musste, wieder ins Miteinander hineinbewegen, ohne sich selbst dabei wehzutun.

Es ist wichtig, auch nach innen zu schauen, auf den Menschen, der du bist und der sich danach sehnt, die Einsamkeit zu überwinden.

Dieses Buch möchte dir einen realistischen Weg heraus aus dem Schneckenhaus zeigen. Dafür findest du hier verschiedene Impulse zu Themen, die bei der Einsamkeit eine Rolle spielen können. Es erwarten dich zahlreiche kleine Übungen und vor allem Anregungen zur Reflexion. Denn um aus der Einsamkeit herauszufinden, ist es sehr hilfreich, mit sich selbst auf eine neue Weise ins Gespräch zu kommen. Es hat individuelle Gründe, warum sich ein Mensch einsam fühlt. Doch alle sind wir in einem solchen Gefühlszustand sehr beschwert. Es ist, als wären wir in eine Negativspirale hineingeraten. Die Gefühle und Gedanken kreisen um Negatives – die anderen, die Welt und auch uns selbst betreffend. Diese Spirale anzuhalten und umzukehren, sie also in eine emotionale Aufwärtsspirale zu verwandeln, das kann dir mit den Impulsen aus diesem Buch gelingen.

Einsamkeit kann sich auf verschiedenartige Weise zeigen und bei Menschen in ganz unterschiedlichen Lebenssituationen zum Thema werden. Deswegen werde ich in diesem Buch auch kaum auf die Gründe der Einsamkeit eingehen, sondern mich ganz auf Impulse zu ihrer Überwindung fokussieren. Aufgrund der zahlreichen Arten, wie Einsamkeit erlebt werden kann, wird naturgemäß nicht alles, was ich hier anbieten kann, für jede Leserin und jeden Leser passen. Vieles wird dir – hoffentlich – sehr helfen können. Mit anderem wirst du möglicherweise nichts anzufangen wissen. Das ist kein Problem und kann gar nicht anders sein.

Vielleicht aber gibst du allem hier im Buch eine Chance, indem du es zumindest liest. Wähle dann das aus, was dich anspricht und dir verlockend und aktuell gut machbar erscheint. Um aus dem Schneckenhaus, in dem man vielleicht schon eine ganze Weile lebt, wieder herauszufinden, ist es wichtig, sanft mit sich zu sein. Natürlich muss man manchmal über den Schatten des lang Gewohnten springen – das ist nicht unbedingt angenehm, aber es ermöglicht Entwicklung und Veränderung. Diese jedoch sollte immer an dein Wesen und an das, was dir gerade möglich ist, angepasst sein.

Lass dir gern Zeit mit diesem Buch. Nutze es als einen Begleiter auf einem wichtigen Stück deines Lebensweges. Du kannst es immer wieder zur Hand nehmen und auch schon einmal Reflektiertes erneut durchdenken. Die Einsamkeit muss nicht an einem Tag überwunden werden – aber bestenfalls jeden Tag ein bisschen.

TAGEBUCH DEINES WEGES AUS DEM SCHNECKENHAUS

Wenn du möchtest, leg dir doch ein Notizbuch bereit, in das du deine Erfahrungen auf dem Weg heraus aus dem Schneckenhaus einträgst. Du könntest es wie ein Themen-Tagebuch führen. Und auf jeden Fall kannst du die praktischen Anregungen aus den einzelnen Kapiteln dort schriftlich umsetzen. Das macht jede Reflexion umso kraftvoller. Außerdem setzt du auf diese Weise ein Zeichen, dass du es ernst damit meinst, aus deiner Einsamkeit herauszukommen.

KEINE KLEINIGKEIT

Auch wenn ich in diesem Buch sehr positiv und voller Zuversicht schreibe: Einsamkeit ist keine Bagatelle und kein Randthema. Wir sollten uns von ihr nicht erdrücken lassen, sie aber auch nicht auf die leichte Schulter nehmen. Sie kann überwunden werden, doch sie kann uns auch immer weiter mit in ihre Abwärtsspirale ziehen. Deswegen ist es sehr wertvoll, dass du mit dem Lesen hier begonnen hast gegenzusteuern.

Einsamkeit ist eines der ganz großen Themen des Menschseins. Zu allen Zeiten haben Dichter und Philosophen damit gerungen und in vielfältigster Weise darüber geschrieben. Heute befassen sich Soziologie und Psychologie beziehungsweise Psychotherapie damit. Vor allem aber haben – meist unfreiwillig – unzählige Menschen wie du und ich in ihrem ganz privaten Leben damit zu tun. Zahllose Menschen leiden an der Einsamkeit, weshalb es wichtig ist, auch als Gesellschaft einen Blick auf sie zu werfen.

So manche Menschen allerdings haben einen für sie passenden guten Weg damit gefunden. Ich selbst habe mich viele Jahre lang ganz bewusst mit dem Thema beschäftigt, indem ich mir vorgenommen habe, es genau zu erforschen. Ich war damals sehr lange überwiegend allein, ich habe allein auf dem Land gewohnt, von zu Hause aus gearbeitet und manchmal tagelang niemanden gesehen. Ich fand das eigentlich schön, es schien irgendwie zu mir zu passen – und doch nagten da immer wieder Zweifel. Was war nur los mit mir, dass ich so seltsam lebte? Die Einsamkeit schlug zu. Indem ich mir das Alleinsein zum Forschungsprojekt machte und alles nur Mögliche darüber las und eigene Erfahrungen sammelte, lernte ich sehr viel über das Leben, über das Fühlen, über das sich Verbinden und sich Trennen … und natürlich über mich selbst. Irgendwann war es so, als wäre ich »hindurchgetaucht«. Da war kein Leiden mehr. Ab da belebten sich wie von selbst die Kontakte und Beziehungen.

So war es auf meinem Weg. Und so wünsche ich dir, dass du deinen Weg finden wirst, mit diesem großen Thema Einsamkeit gut umzugehen. Ein kleines Buch wie dieses kann die Einsamkeit nicht aus der Welt schaffen. Doch es kann dir Impulse geben, für sich Möglichkeiten zu entdecken und auf allerbeste Weise zu gestalten. Damit du dafür möglichst viele Optionen hast, gebe ich dir am Ende noch einige Hinweise auf andere Bücher, die dich zusätzlich unterstützen können.

Vielleicht gelingt es uns gemeinsam, die wachsende Einsamkeit in der Welt zu stoppen, indem wir ein Klima des herzlicheren Miteinanders gestalten. Beginnen kann das bei jeder und jedem von uns.

In diesem Sinne wünsche ich dir eine anregende und hilfreiche Lektüre und einen guten Weg heraus aus dem Schneckenhaus, ganz so, wie er zu dir passt.

Herzlichst
Franziska Muri

Kapitel eins

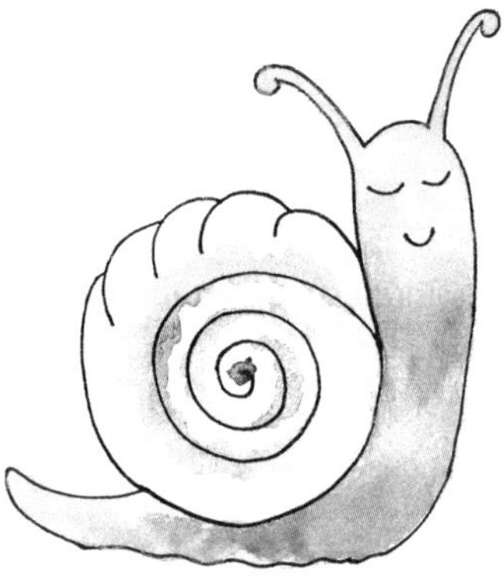

Bestands-
aufnahme

Einsamkeit wirkt oft wie ein Gespenst, das uns in den dunklen Ecken unseres Lebens auflauert oder uns bereits in seinen Fängen hat. Wir wollen immer nur von ihm weg. Doch wenn wir es uns genauer anschauen, statt vor ihm zu fliehen, verliert es häufig schon etwas von seinem Schrecken. Was genau ist Einsamkeit? Warum ist sie so schmerzhaft? Und wie stellt sie sich bei dir ganz persönlich dar? In diesem ersten Schritt bringen wir etwas Licht ins Dunkel.

WAS IST EIGENTLICH EINSAMKEIT?

Beginnen wir ganz nüchtern: Einsamkeit heißt, dass zwischen dem gewünschten und dem realen Beziehungserleben eines Menschen eine Lücke klafft. Wenn du dich einsam fühlst, dann wünschst du dir mehr Beziehung oder eine höhere Qualität von Beziehung. Du hättest gern mehr Austausch, sehnst dich nach gemeinsamen Unternehmungen, danach, mal in den Arm genommen zu werden, nach geteiltem Leben. Du möchtest dich verstanden fühlen, jemandem wichtig sein und nicht ständig nur dich selbst erleben.

EINSAMKEIT HAT UNENDLICH VIELE GESICHTER

Alle Menschen kennen sicher Momente oder Phasen der Einsamkeit. Wir sind mit intensiven Gefühlen allein, die wir gern teilen würden. Wir brauchen jemanden zum Anlehnen, doch da ist niemand. Wir fühlen uns negativ beäugt abends im Restaurant, denn der Stuhl uns gegenüber ist und bleibt leer.

Die Einsamkeit kann übermächtig werden, wenn wir wichtige Menschen in unserem Leben verlieren – unseren Partner vielleicht, unsere Partnerin, unsere Eltern, ein Kind oder gute Freunde. Sie kann uns nach einer Trennung oder Scheidung treffen, nach einem Umzug in eine Gegend, wo wir noch niemanden kennen. Wenn wir wichtige Bezugspersonen, mit denen wir große Strecken unseres Lebensweges gemeinsam zurückgelegt haben, nicht mehr um uns haben, entsteht eine Leere. Und die kann nicht so leicht und nicht so schnell wieder gefüllt werden. Vielleicht verschwindet sie auch gar nicht mehr. Natürlich geht das Leben weiter und die Dinge verändern sich neu. Andere Menschen kommen in unser Leben, wir betreten Neuland. Doch erst einmal ist da diese Leere und mit ihr oft die Einsamkeit und viele quälende Fragen und Gefühle.

Einsamkeit ist auch dann unsere Begleiterin, wenn wir uns nicht gesehen und nicht verstanden fühlen. Wenn es niemanden zu geben scheint, der unsere Sprache spricht und dem wir alles sagen können. Selbst in unseren engsten Beziehungen kann es passieren, dass wir aneinander vorbeireden – oder wir sprechen gar nicht mehr über das, was uns doch eigentlich am tiefsten bewegt. Manche haben sich auch so tief in ihre Arbeit hineingegraben, dass für anderes kaum noch Zeit übrig ist. Das Miteinander blieb auf der Strecke.

Wir können uns ausgegrenzt fühlen, wenn wir anderer Meinung sind als die Mehrheit in unserem Umfeld. Wenn wir vielleicht sogar Mobbing erfahren. Oder wenn wir einfach anders sind als die Menschen, mit denen wir zu tun haben. Zu sensibel vielleicht, zu direkt, zu langsam, zu schnell oder was auch immer uns von anderen unterscheiden mag. Es kann lange dauern, sich ein Umfeld zu schaffen – oder nach größeren Verlusten neu zu kreieren –, in dem wir wirklich zu Hause sind.

*Einsamkeit gehört zum Menschsein dazu.
Wir müssen – und können – einen Umgang
mit ihr finden.*

Manchen Menschen gelingt das deutlich leichter als anderen. Wir alle haben unsere Erfahrungen in Beziehungen gemacht, ob das familiäre oder partnerschaftliche Beziehungen waren, freundschaftliche, nachbarschaftliche oder berufliche. Sie haben uns geprägt und entsprechend fühlen sich manche von uns sehr unsicher dabei, wieder auf andere zuzugehen und sich auf sie einzulassen.

WARUM NIMMT DIE EINSAMKEIT ZU?

In den letzten Jahrzehnten gab es viele Entwicklungen, die der Einsamkeit in die Hände spielen. Die traditionellen Großfamilien zerbrachen und selbst die Kleinfamilien wurden instabiler. Immer mehr Alleinerziehende sind mehr oder weniger allein für das Wohl ihrer Kinder verantwortlich. Das alles hängt auch damit zusammen, dass das Arbeitsleben immer mehr Flexibilität von den Menschen verlangt hat. Häufige Umzüge inbegriffen, die einen Menschen entwurzeln und immer wieder zwingen können, neue Kontakte zu knüpfen. Sicherlich tragen auch die modernen Medien und insbesondere Social-Media-Kanäle dazu bei, dass wir zwar glauben, mit der ganzen Welt verbunden zu sein, in Wirklichkeit aber immer häufiger einsam vor unseren Bildschirmen hocken.

Der enorme und immer schneller vonstattengehende Wandel in unserer Welt hat auch so manches Beziehungsmuster infrage gestellt. Die Emanzipation hat es vielen Frauen ermöglicht, ernsthaft darüber nachzudenken, ob sie in einer Beziehung bleiben wollen oder es, zumindest eine Zeit lang, allein versuchen möchten. Das hat natürlich für so einige Menschen auch Phasen der Einsamkeit auf den Plan gerufen, ob es die Frauen selbst sind oder die zurückgelassenen Partner. Neue Beziehungsweisen entstanden und so probieren wir offenbar über Jahrzehnte hinweg aus, was am besten zu uns passen könnte – individuell, aber auch kollektiv. Ich möchte gern denken, dass die zunehmende Einsamkeit nur eine Übergangsphase ist, die wir auf dem Weg passieren müssen – hin zu einem neuen Miteinander, das wir alle gestalten können.

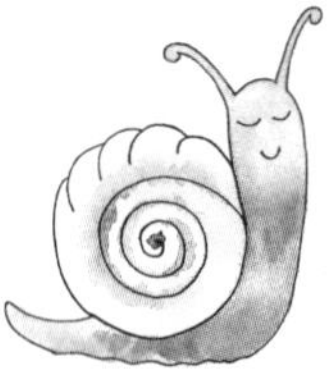

EINSAMKEIT IM ALTER

Oft wird davon ausgegangen, dass insbesondere sehr alte Menschen besonders häufig einsam sind. Das klingt logisch, denn je älter wir werden, umso mehr Angehörige und Freunde verlieren wir, ganz einfach weil sie sterben. Wenn kaum noch Weggefährten da sind, kann das sehr einsam machen. Außerdem wird der Radius unsere Aktivitäten allmählich kleiner, wir können nicht mehr so viel unternehmen, um dabei Gemeinschaft zu erleben oder neue Menschen kennenzulernen.

Gabriel Garcia Marquez sagte, dass der würdige Umgang mit der Einsamkeit das Geheimnis eines schönen Alters sei. Auch dafür lohnt es sich, einen eigenen gesunden Umgang damit zu finden.

Es gibt allerdings auch Untersuchungen, die zeigen, dass ältere und alte Menschen zwar viel mehr Zeit allein verbringen als jüngere. Sie fühlen sich aber dennoch weniger einsam. Beispielsweise zeigen die Angaben des statistischen Bundesamtes in Deutschland für 2019, das sich von den befragten 18- bis 29-Jährigen 23 Prozent häufig oder ständig einsam fühlen, von den über 60-Jährigen nur 11 Prozent.[1] Das ließe sich damit begründen, dass ältere Menschen so viel Lebenserfahrung haben, dass sie mit den unterschiedlichsten inneren und äußeren Zuständen umzugehen gelernt haben.

Und sicherlich kommt noch hinzu, was der Geistliche Richard Rohr in seinem Buch »Reifes Leben« sehr schön beschreibt: Es ist etwas Natürliches, wenn alte, am Leben gereifte Menschen tendenziell weniger Reize, weniger Unterhaltung, weniger Begegnung suchen und brauchen. Sie werden langsamer und haben all das innerlich zu verarbeiten, was ihnen das Leben gegeben hat. In unserer gegenwärtigen Gesellschaft allerdings sind solche

Aspekte kaum ein Thema und man kann sich »unnormal« und »falsch« vorkommen, wenn man ganz natürlicherweise einem solchen allmählichen inneren Rückzug nachgehen möchte.

Zweifellos kann uns das Alter sehr einsam werden lassen. Wenn es kaum herzlichen Kontakt zur Familie gibt, wenn Freunde fehlen, wenn Interessen wegbrechen und Hobbys nicht mehr möglich sind. Man kann den Eindruck gewinnen, dass wir uns gesamtgesellschaftlich nicht gern mit dem Alter befassen und es eigentlich auch gar nicht haben wollen. Wenn wir dann alt sind, haben wir kaum positive Bilder davon. Wir hätten es nun vielleicht gern so »wie früher«, als wir jünger waren. Doch diese Zeit kehrt nicht zurück.

Das Alter gilt es wohl so anzunehmen wie das Alleinsein, um mögliche Schätze darin zu entdecken. Ich selbst habe damit noch zu wenig Erfahrung, doch ich kenne Menschen, denen das gelingt. Sie sind im vermehrten Für-sich-Sein des Alters nicht einsam. Sie leben aktiv die Verbundenheit, die ihnen möglich ist. Dass dies deutlich vielfältiger sein kann, als wir meist denken, möchte ich dir im Kapitel 6 beschreiben.

»Wer die Fähigkeit, Schönheit zu sehen, behält, der altert nicht.«[2]

Franz Kafka

ALLEINSEIN IST NICHT GLEICH EINSAMKEIT

Es gibt eine begriffliche Differenzierung, die für viele Menschen, die mit unserem Thema zu tun haben, bereits sehr hilfreich ist. Die Unterscheidung zwischen Alleinsein und Einsamkeit. Einsamkeit nämlich ist ein Gefühl: Wir fühlen uns einsam. Alleinsein hingegen ist ein objektiver Zustand: Es ist gerade niemand in unserer Nähe, wir sind ohne andere Menschen in einem Raum, wir leben möglicherweise allein in unserer Wohnung oder unserem Haus. Wir gehen allein durchs Leben, weil wir keine Partnerschaft oder engen Freundschaften haben.

Alleinsein und Einsamkeit können gleichzeitig gegeben sein, sie müssen es aber nicht. Wer allein ist, muss nicht unbedingt einsam sein. Es gibt viele Menschen, die liebend gern allein sind, die allein leben, sehr viel Zeit ganz für sich verbringen und dabei keinerlei Einsamkeit empfinden. Am anderen Ende des Spektrums gibt es Menschen, die in Partnerschaft und Familie eingebunden sind, vielleicht sogar einen großen Freundeskreis haben und sich dennoch einsam fühlen. Sie sind von ihnen nahestehenden Menschen umgeben, doch sie erleben sich in der Tiefe nicht verbunden. Vielleicht fühlen sie sich nicht verstanden oder bringen die Themen, die ihnen wichtig sind, gar nicht mehr ein. Sie fühlen sich einsam, sind aber nicht allein.

AUCH TYPSACHE

Einsamkeit, Alleinsein werden höchst unterschiedlich erlebt. Aus meiner Erfahrung gibt es zwei Typen von Menschen, was Alleinsein und Einsamkeit betrifft. Das ist nicht absolut gemeint, eher tendenziell. Die einen leiden wirklich daran, zu wenig Kontakt zu haben. Sie sehen, zumindest aktuell, wenig Möglichkeiten, sich die Begegnungen und Beziehungen zu schaffen, die sie erfüllen würden. Deswegen fühlen sie sich einsam.

Auf der anderen Seite gibt es gar nicht so wenige Menschen, die sehr gern allein sind und nicht direkt darunter leiden, dass da wenig Kontakt und Beziehung ist. Sie leiden aber trotzdem – und zwar daran, dass das Alleinsein einen so schlechten Ruf hat und sie denken, dass sie nicht so viel für sich sein dürften. Vor allem bei Menschen ohne Partner, ohne Partnerin ist da oft so ein nagendes Gefühl, mit einem Makel behaftet, irgendwie »falsch« zu sein und nicht der etablierten

Norm zu entsprechen. Egal, wen man trifft, überall kommt die Frage nach Partner oder Partnerin, die man nicht so beantworten kann, wie es üblich wäre. Zumindest denkt man das.

Diese Menschen – und ich habe selbst lange dazugehört – versuchen sich oftmals vom Alleinsein abzuwenden, obwohl sie es mögen und es ihnen guttut. Für sie braucht es vor allem eine glaubwürdige Erlaubnis, dass das Für-sich-Sein in Ordnung ist. Dann kann sich in ihnen etwas entspannen, sie können ihr Leben, so wie es ist, genießen. Erstaunlicherweise ergeben sich dann bald viel leichter wieder intensivere Kontakte.

Wenn du den Eindruck hast, dass du zu dieser Art Mensch gehörst, dann kann ich dir mein Buch »21 Gründe, das Alleinsein zu lieben« ans Herz legen. Aber natürlich sind auch für dich die Impulse in diesem Buch sicherlich wertvoll. Denn ob wir gern allein sind oder diesen Zustand möglichst schnell verlassen möchten, das vielschichtige Gespräch mit uns selbst und der Welt, wie ich es hier anrege, tut immer gut und bringt uns Schritt für Schritt zu dem, was zu uns passt und uns erfüllen kann.

WELCHER TYP BIST DU EHER?

Es kann sehr entlastend sein zu wissen, welche Tendenz in einem selbst überwiegt. Reflektiere einmal darüber – ich übertreibe in den folgenden Fragen absichtlich, da du so leichter feststellen kannst, was für dich gilt.

- Wie gern bist du allein? Kannst du dem Für-sich-Sein viel abgewinnen? Wenn es der neueste Trend und total angesagt wäre, allein zu leben und sehr viel Zeit für sich zu verbringen, würde dir das entgegenkommen?
- Wie sehr liebst du das Zusammensein mit anderen Menschen, das Zusammenleben, gemeinsame Aktivitäten? Würde es dir entgegenkommen, wenn du niemals allein sein müsstest, wenn immer Menschen um dich wären?

WIE SIEHT DEIN SCHNECKENHAUS AUS?

Schauen wir uns etwas genauer an, in welcher Weise sich bei dir die Einsamkeit zeigt. Wenn du aus deinem Schneckenhaus heraus möchtest, ist es sinnvoll, zuerst festzustellen, wo genau du dich befindest. Ein Navigationsgerät muss zuerst bestimmen, wo wir sind, um uns dann sagen zu können, wo wir entlanggehen müssen, um zu einem bestimmten Ziel zu kommen.

Der Standort, von dem du ausgehst, liegt irgendwo in den inneren Gängen und Windungen des Schneckenhauses – wenn ich bei diesem Bild bleiben darf. Vielleicht bist du relativ nah am Eingang und spürst noch oder schon wieder die frische Luft von draußen, von der Welt des Miteinanders. Oder du hast dich ganz weit zurückgezogen bis in die innersten Gänge, von wo aus du kaum noch etwas von anderen Menschen mitbekommst. Du hast dich isoliert.

Wo auch immer du dich aktuell befindest, von dort aus geht dein Leben weiter – und es kann dich, wenn du das möchtest und die Initiative ergreifst, an ganz neue Orte führen, an denen du dich wohler fühlst.

DEM GESPENST INS GESICHT SEHEN

Es ist nicht leicht sich einzugestehen, dass man einsam ist. Sehr viele Menschen schämen sich dafür, dass die Einsamkeit ein häufiger oder dauerhafter Gast bei ihnen ist. Es kommt ihnen so vor, als hätten sie etwas verkehrt gemacht, sogar als wären sie selbst falsch. Es kostet Überwindung, einer schwierigen Realität ins Auge zu schauen – und doch ist es nötig, wenn sich diese Realität verbessern soll. Körperliche Beschwerden ignorierst du sicher auch nicht, sondern du wirst aktiv und suchst Hilfe. Genauso ist es mit unseren seelischen Beschwerden, zu denen die Einsamkeit gehört. Dort genau hinzuschauen, gibt dir die Möglichkeit, bestimmte Weichen neu zu stellen. Genau dafür sollen dir die Impulse in diesem Buch dienen. Wer mit dem umzugehen lernt, was gerade Realität ist, der hat bereits gewonnen. Wer nicht mehr gegen das Alleinsein oder Einsamkeitsgefühle ankämpft, kann sich konstruktiv um das kümmern, was er umgestalten und besser machen will. Er kann umso kraftvoller etwas Neues entwickeln. Mit dem Blick nach vorn.

FACETTEN DEINER EINSAMKEIT

Mit den folgenden Fragen möchte ich dich anregen, dir ein genaues Bild von deiner Situation bezüglich der Einsamkeit zu machen. Du darfst und solltest sie ehrlich beantworten, am besten schriftlich. Trau dich! Du tust es nur für dich selbst. Niemand wird deine Aufzeichnungen lesen, wenn du das nicht möchtest. Du hältst damit fest, was jetzt gegeben ist. Und von diesem Punkt aus kannst du weitergehen.

- Wie oft fühlst du dich einsam? Ab und zu, am Wochenende, täglich, eigentlich immer? Wie oft sind diese Gefühle da?
- Wie stark ist deine Einsamkeit? Ein bisschen unangenehm, unterschwellig nagend, unerträglich?
- Fühlst du dich in deiner aktuellen Lebensphase zum ersten Mal einsam, warst du es schon mehrfach in deinem Leben oder begleitet dich dieses Gefühl eigentlich schon immer?
- Was hast du bereits versucht, um deine Einsamkeit aufzulösen? Was hat funktioniert, was nicht?
- Gibt es Momente, in denen du dich verbunden und angenommen fühlst? Welche Momente sind das? Was ist da anders oder besonders?

Momente der Einsamkeit wird es wohl immer wieder geben – so wie es auch Momente von Trauer oder Wut gibt. Sie gehören zum Leben. Doch es ist sicher für die allermeisten Menschen möglich, dafür zu sorgen, dass es wirklich nur noch Momente sind und nicht lange Wochen und Monate.

»Man muss beides verbinden und miteinander abwechseln – Einsamkeit und Geselligkeit. Jene verursacht in uns Sehnsucht nach Menschen, diese nach uns selber.«[3]

Seneca

Worüber wir in diesem Buch sprechen, ist keine kleine Sache. Du darfst stolz auf dich sein: auf deinen Mut, dich deiner Einsamkeit zuzuwenden, um dich wieder – oder überhaupt zum ersten Mal – auf ein erfüllendes Wir zuzubewegen. Wir rühren hier einiges auf, das in dir vielleicht verdrängt oder dir gänzlich unbewusst war. Das kann manchmal nicht ganz leicht sein. Möglicherweise geht es dir beim Lesen oder Reflektieren momentweise auch einmal schlechter als zuvor. Denn es werden Wunden und Schwächen offenbar, die vorher oft nur unterschwellig schmerzten. Doch langfristig kann auf diesem Weg eine wirkliche Veränderung passieren. Du kannst den Schmerz der Einsamkeit hinter dir lassen. Wenn man eine Wunde säubert, tut das weh. Doch es ist wichtig, damit sie heilen kann.

Auf der nächsten Seite findest du einige unterstützende Angebote, die du in Anspruch nehmen solltest, wenn du das Gefühl hast, allein nicht weiterzukommen. Auch professionelle Hilfe kann uns ein intensives Gefühl von Eingebundensein geben. Da ist jemand, der zumindest für eine Zeit für uns da ist. Und der weiß, was helfen kann.

UNTERSTÜTZUNG AUF DEM WEG

Nutze bitte alle Hilfen, die du kennst und von denen du weißt oder ahnst, dass sie dich unterstützen könnten. Hier ein paar Möglichkeiten.

Offizielle Anlaufstellen

Wenn du niemanden zum Reden hast und dich sehr einsam fühlst, kannst du die Telefonseelsorge anrufen. Dort hört man dir zu und kann dir vielleicht auch einen Rat geben oder weitere Ansprechpartner empfehlen.
Selbsthilfegruppen sind eine wertvolle Anlaufstelle, um sich mit Gleichgesinnten auszutauschen und zu erfahren, dass man mit Schwierigkeiten nicht allein ist. Es können Gruppen direkt zum Thema Einsamkeit sein oder auch solche für Trauernde oder anderes, was dich bewegt.

Professionelle therapeutische Unterstützung

Wenn du dich schon lange Zeit sehr einsam fühlst und dich stark vom Leben und anderen zurückgezogen hast, kann es sehr empfehlenswert sein, sich von einem Therapeuten oder einer Therapeutin psychologisch begleiten zu lassen. Manchmal sind Wunden, die uns das Leben geschlagen hat, zu tief, um allein damit fertigzuwerden. Auch manche Heilpraktikerinnen und Heilpraktiker oder Coaches bieten eine entsprechende Begleitung an. Es gibt so viel Hilfe und so viele Möglichkeiten – oft braucht es nur den ersten Schritt und den Griff zum Telefon.

Auch all die Reflexionen in diesem Buch wollen dir dabei helfen, dich emotional zu stabilisieren und für neue Begegnungen und echte Verbundenheit zu öffnen. Weitere Empfehlungen findest du am Ende des Buches.

EIN NEUER UMGANG MIT DER EINSAMKEIT

Wir können nicht anders, als wir eben können. Ich bin mir sicher, dass du und ich und wohl alle Menschen in jedem Moment das Beste tun, was sie können oder für richtig halten. Manchmal führt es uns in emotionale Täler. Um möglichst immer schneller aus diesen Tälern herauszufinden und irgendwann gar nicht erst so tief hineinzufallen, können wir einige Weichenstellungen vornehmen. Alle Impulse in diesem Buch wollen dir dabei helfen. Das Wesentliche scheint mir, die Initiative zu ergreifen. Es ist dein Leben und auch wenn die Umstände einen großen Einfluss darauf haben: Du solltest die Regie führen. Ganz sicher kannst du nicht immer entscheiden, was in deinem Leben passiert. Doch du kannst bestimmen, wie du damit umgehst, wie du darüber denken und wie du fortan handelst. Du kannst anfangen, deiner Einsamkeit etwas entgegenzusetzen, das irgendwann stärker sein wird als sie.

Hermann Hesse sagte, das Einsamkeit der Weg sei, auf dem uns das Schicksal zu uns selbst führen will.[4]

Vielleicht ist sie tatsächlich dafür da, dass wir wachsen und stärker werden. Von mir selbst kann ich das behaupten. Meine intensive Auseinandersetzung mit der Einsamkeit und dem Alleinsein hat mich stärker gemacht, zugleich aber auch freudiger und paradoxerweise viel verbundener mit anderen Menschen. So hat jede und jeder einen anderen Weg. Ich hoffe, dass du – auch mithilfe der weiteren Impulse hier – den deinen finden und zuversichtlich gehen kannst.

Kapitel zwei

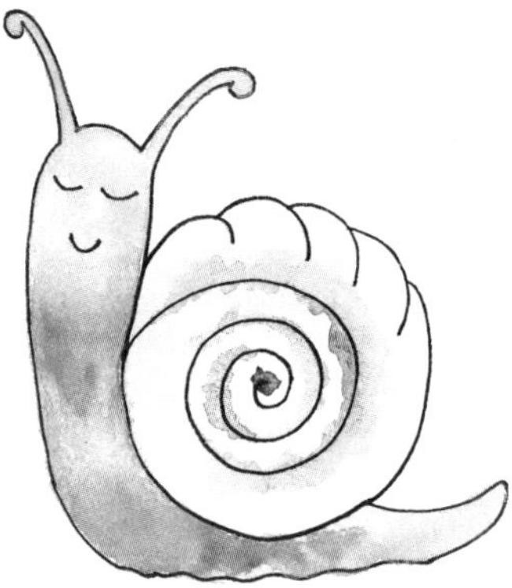

Es ist dein Leben! Gestalte es

Dieses Kapitel kannst du wie ein Erste-Hilfe-Programm in Sachen Aktivität und Lebensfreude nutzen. Lebensfreude kann uns den größten Schwung dafür geben, aus Gefühlen der Einsamkeit auszusteigen. Solange wir darin gefangen sind, fehlt uns der Antrieb und auch unser Selbstwertgefühl schwächelt. Beiden kannst du mit den folgenden Impulsen einen freundlichen Anstupser geben. Du lernst dabei auch den wohl wirkungsvollsten Impuls kennen, den ich dir geben kann.

ZEIT KANN VERSTREICHEN – ODER GELEBT WERDEN

Die Zeit vergeht. Das Leben verfliegt. Wenn wir nicht aufpassen, versäumen wir so vieles, was unsere Existenz hier auf Erden ausmachen und schön machen könnte. Gerade wenn wir uns einsam fühlen, neigen wir dazu, uns von allem Möglichen »da draußen« zurückzuziehen. Wir haben wenig oder wenig intensiven Kontakt mit der Welt. Wir unternehmen immer weniger, weil uns die schweren Gefühle apathisch machen. Lustlos. Hoffnungslos. Bester Nährboden für noch mehr Einsamkeit.

Nur zu leicht kann es passieren, dass einsame Menschen den Tag, die Woche, den Monat zu einem zähen Gemenge aus Trübnis und Einerlei werden lassen. Kaum Struktur, kaum Rhythmus, kaum etwas, worauf es sich zu freuen lohnt.

ENTWICKLE MOTIVIERENDE ZEITPLÄNE

Vor allem, wenn wir viel allein sind, hilft uns eine geordnete Tagesstruktur. Wenn du merkst, dass du die Zeit einfach verstreichen lässt, weil du dich ohnehin verlassen und deprimiert fühlst, solltest du dich unbedingt zu einer Tagesplanung aufraffen. Strukturiere den Tag. Setz dir markante Punkte in den Ablauf, die du als verbindlich ansiehst, darunter unbedingt auch solche, auf die du dich freust. Du musst dich dabei nicht verplanen, du musst nicht jede Stunde mit irgendeiner Aktivität füllen, die du vielleicht gar nicht willst. Du tust es für dich, für niemand anderen. Eine gewisse Struktur ist wichtig, wenn wir aus einem Einerlei herausfinden wollen.

Wenn du deinem Tag – deiner Woche, dem Jahr, deinem Leben – aktiv eine Klarheit geben, zeigst du dir selbst damit, dass du dich nicht hängen lassen willst. Vielleicht ist deine Lebensphase gerade nicht einfach. Doch du liest hier in diesem Buch, du willst etwas verändern. Mit mehr Ordnung im Tag kann es beginnen. Es ist, als würdest du in ein undefiniertes Gelände Pflöcke einschlagen, an denen du dich festhalten kannst. Du sorgst für Klarheit und dafür, dass du in diesem Gelände mit seinen Untiefen nicht verloren gehst.

STRUKTUR SCHAFFEN

Nimm dir am besten leere Bögen Papier und bunte Stifte. Geh dann vor allem zwei Zeiteinheiten durch: den Tag und die Woche. Wenn du möchtest, kannst du natürlich auch den jeweiligen Monat und das Jahr strukturieren.

Tagesplan

Schreib all die Dinge mit Uhrzeit auf, die du täglich tust. Vom Aufstehen über das Frühstück bis zum Zubettgehen. Vielleicht merkst du jetzt, dass du dafür gar keine Zeiten nennen kannst, weil du dich eher durch den Tag treiben lässt. Notiere dann Zeiten, zu denen du diese alltäglichen Aktivitäten tendenziell tust oder gern tun würdest.

Notiere dann mindestens noch eine Sache – besser drei –, die dir Freude macht und die du auch täglich tun könntest. Ein Spaziergang, der gemütliche Nachmittagskaffee, eine Reflexionsübung aus diesem Buch. Was auch immer dir guttut – ob du es schon regelmäßig tust oder dir jetzt neu in den Tag einplanst.

Wenn du den Großteil des Tages an deiner Arbeitsstelle verbringst, könntest du dir für den Abend mit Uhrzeit einige Aktivitäten notieren, die du ohnehin tust oder tun möchtest.

Wochenplan

Geh auf die gleiche Weise deine Woche durch. An den Wochentagen gibt es manchmal feste Termine, die du eintragen kannst – das Fitnessstudio am Dienstag beispielsweise. Am Wochenende hingegen fühlen sich besonders viele Menschen einsam, wenn sie nicht in Partnerschaft oder Familie eingebunden sind. Es kann guttun, sich gerade für diese beiden Tage regelmäßige Aktivitäten einzuplanen: kleine Wanderungen, ein Museumsbesuch, Ausflüge, die dir gefallen. Du könntest für den Samstag schreiben: 15 Uhr Ausflug in etwas Städtisches, Kulturelles. Und für den Sonntag: 11 Uhr Ausflug in die Natur.

STICHWORT MOTIVATION

Um die eigene Zeit zu planen und sich an diese Pläne dann auch zu halten, müssen wir motiviert sein. Gerade Menschen, die zu Einsamkeit neigen, können sich hier an manchen Tagen sehr schwertun. Ich kann dir daher nur ans Herz legen, dir immer dann, wenn du dich ausreichend motiviert fühlen – beispielsweise direkt jetzt nach dem Lesen –, an eine solche Planung zu setzen. Ist sie erst einmal notiert, brauchst du gar nicht mehr nachzudenken. Denn oft ist es ja das Grübeln, das uns in der Passivität verharren lässt. Du siehst in deinem Plan, was um welche Uhrzeit dran ist, und tust es einfach. Der Schwung und die Freude kommen von selbst dazu.

Noch in diesem Kapitel werde ich dir eine sehr wertvolle und äußerst motivierende Übung vorstellen, die du täglich in wenigen Minuten durchführen kannst. Es ist meine persönliche Lieblingsübung, der ich sehr viel verdanke. Sie kann sicherlich auch dir den nötigen Schwung geben, dir deine Lebenszeit so einzuteilen, dass du daraus Freude und Stabilität ziehst.

HELFER FÜR ZEIT-KLARHEIT

Wenn wir einmal entschlossen sind, für mehr Struktur in unserem Leben zu sorgen, können wir eine ganze Menge an Helfern nutzen. Von den Beispielen, die ich dir hier nenne, kennst du natürlich einige. Doch vielleicht erinnert dich diese Aufzählung neu daran und du fühlst dich motiviert, sie zu nutzen. Werde gern auch kreativ und erfinde eigene Möglichkeiten, dir Struktur in der Zeit zu schaffen und sie auch längerfristig zu leben. Festgelegt und doch so flexibel, wie du es brauchst.

Der gute alte Kalender

Natürlich. Hier kannst du dir auch ganz private »Termine« wie ein regelmäßiges Mittagessen, tägliche Spaziergänge, Anrufe bei Freunden oder Übungszeiten mit bestimmten Impulsen aus diesem Buch notieren. Was als Termin im Kalender steht, ist verbindlich. Du schaffst dir Verabredungen (oftmals einfach mit dir selbst), die du dann auch einhältst.

Aktivitäten-Apps

Für das Smartphone gibt es jede Menge Apps, die dir auch bei der Planung deiner Aktivitäten helfen. Es gibt solche, die dich daran erinnern, dass du dir für eine bestimmte Uhrzeit etwas vorgenommen hattest. Und es gibt solche, in denen du anklicken kannst, dass du Unternehmungen, die du dir vorgenommen hast, auch wirklich gemacht hast. Das kann motivieren, Freude machen und du bleibst eher dran.

Freundliche »Überwachung«

Mit einem vertrauten Menschen könntest du verabreden, dass er dich regelmäßig fragt, ob du deinen Vorhaben nachgekommen bist. Das könntet ihr gegenseitig tun oder du findest jemanden, der nur dich wohlwollend überwacht.

LEERE TAGE, NICHTS ZU TUN?

Möglicherweise ist es dir schwergefallen, deine Zeitpläne zu füllen. Es ist ja gerade das Wesen der Einsamkeit, dass wir Leere empfinden. Dass die Zeit dahinschleicht und uns ausgiebig unseren schweren Gedanken und Gefühlen überlässt. Wenn wir erfüllte Tage, heitere Abende und erlebnisreiche Wochenenden hätten, wäre da kaum Platz für Einsamkeit.

Ich möchte dich an dieser Stelle schon ein wenig anregen, die leeren Plätze in deinem Tages- oder Wochenplan nach und nach zu füllen. Hetze dich damit aber bitte nicht. Wir sind erst am Anfang unserer Expedition heraus aus dem Schneckenhaus und du wirst noch viele Impulse bekommen. Einer nach dem anderen kann dazu beitragen, dass du von selbst Lust bekommst, mehr zu unternehmen, und auch die entsprechenden Ideen kreierst.

Ich möchte die unten stehenden Fragen dennoch bereits stellen, damit du sie im Hinterkopf hast. Du kannst jederzeit hierher zurückkehren – oder an die entsprechende Stelle in deinem Tagebuch – und die leeren Plätze in deinen Zeitplänen füllen. Nebenbei bemerkt: Ein wenig Freiraum für Stille und Ruhe darf immer bleiben.

WAS KÖNNTEST DU BEGINNEN?

Was könntest du wiederaufleben lassen? Und was könntest du neu in dein Leben holen? Vielleicht notierst du dir die für dich passenden Fragen und beantwortest sie nach und nach.

- Was hast du früher mit Freude gemacht? Und was davon wäre wieder möglich und schön für dich?
- Was wolltest du schon immer einmal tun?
- Welche kleinen alltäglichen Aktivitäten könntest du (wieder-)aufnehmen?
- Was könnte deinem Leben mehr Sinnhaftigkeit geben?

DAMIT EINSAMKEIT NICHT KRANK MACHT

Wie wichtig eine bewusste Lebensgestaltung auch im Hinblick auf die Einsamkeit ist, bestätigt die Forschung des amerikanischen Neurowissenschaftlers John T. Cacioppo, der in Zusammenarbeit mit dem Wissenschaftslektor William H. Patrick ein viel beachtetes Buch mit dem Titel »Einsamkeit« herausgebracht hat.[5] Unter anderem beschreiben sie darin eine Studie, bei der eine große Zahl von Menschen im Hinblick auf ihre Lebensgewohnheiten und ihren Gesundheitszustand befragt und untersucht wurden. Es waren Singles ebenso darunter wie Verheiratete. Ihnen allen gemeinsam war, dass sie sich einsam fühlten.

Die Frage war nun: Gibt es bestimmte Faktoren, die dafür sorgen, dass wir krank werden, wenn wir uns einsam fühlen? Und gibt es damit also Möglichkeiten, etwas für das eigene Gesundbleiben zu tun, auch wenn eine Phase der Einsamkeit durchlebt werden muss? Letztlich waren es drei Bereiche, die John T. Cacioppo herauskristallisieren konnte. Sie zu kennen und zu beherzigen, kann uns eher gesund halten – und gesund haben wir natürlich auch mehr Kraft und Freude daran, das Schneckenhaus zumindest zeitweise zu verlassen.

GUT FÜR SICH SELBST SORGEN

Einsame Menschen neigen nach den Ausführungen von John T. Cacioppo dazu, ihre Gesundheit zu vernachlässigen. Einsamkeit kann also krank machen, weil wir in diesem inneren Zustand dazu neigen, nicht gut zu essen, uns nicht ausreichend zu bewegen, vielleicht zu rauchen oder zu viel Alkohol zu konsumieren. Wir achten nicht richtig auf uns.

Es ist also vor allem dann, wenn du dich einsam fühlst, wichtig, auf einen gesunden Lebenswandel zu schauen. Sicherlich fällt das nicht immer leicht. Doch die Tages- und Wochenpläne, die ich dir schon empfohlen habe, helfen dabei. Und auch viele der motivierenden Anregungen, die in den folgenden Kapiteln noch auf dich warten, motivieren dazu.

STRESS REDUZIEREN – STRESS JEDER ART

Einsame Menschen, so fand der hier besprochene Neurowissenschaftler heraus, werden häufig von Stress geplagt – was wiederum längerfristig für Krankheiten sorgen kann. Damit kann Stress im Job oder in Projekten gemeint sein, Stress in der Familie oder mit Bekannten, Nachbarn. Aber auch der Stress, der damit einhergehen kann, dass man sich so allein fühlt. Einsame Menschen haben oft nicht so gutes Handwerkszeug parat, um erfolgreich mit Stress fertigzuwerden. Wenn du dich darin wiederfindest, könnte es gut sein, einen Kurs zur Stressreduzierung zu besuchen (eventuell auch online) oder mal Arzt oder Heilpraktikerin darauf anzusprechen.

FÜR GUTEN SCHLAF SORGEN

Wie Cacioppo herausfand, schlafen Menschen, die von Einsamkeitsgefühlen betroffen sind, schlechter. Sich aktiv um einen guten Schlaf zu kümmern, ist daher besonders wichtig, wenn du dich ein wenig in dein Schneckenhaus zurückgezogen hast. Vielleicht schaffst du dir eine wohltuende Abendroutine, die dich beruhigt. Oder du erlernst Autogenes Training oder Meditation oder nutzt positive Fantasiereisen.

Gesund essen, ausreichend bewegen,
Stress reduzieren, für guten Schlaf sorgen. Am besten
genussvoll, weil du es dir wert bist.

DER WOHL WICHTIGSTE IMPULS DIESES BUCHES

Wenn du nur einen einzigen der Impulse aus den Kapiteln hier beherzigen würdest, dann würde ich fast sagen, es sollte dieser sein. Aus eigener Erfahrung und aus der Literatur dazu weiß ich, dass diese eine, täglich durchgeführte Übung das ganze Leben verändern kann. Sie stammt aus der Positiven Psychologie, einem in den 1980er-Jahren etablierten Bereich der Psychologie, in dem die Forscher – wie es der Name sagt – positiv an das Leben und den Menschen herangehen. Das ist nicht selbstverständlich, denn meist kümmern sich Psychologinnen und Psychologen um all das, was schwierig sein kann. Sie erforschen, welche Krankheiten es im Psychischen gibt, und arbeiten mit Menschen, die sich in ihrer Not an sie wenden. Das ist alles wertvoll und wichtig. Aber wir können auch ganz neu fragen:

Was lässt das Leben gelingen?
Wie wird es erfüllter – und wir verbundener?

Die Positive Psychologie ergänzt das klassische psychologische Herangehen um eine wertvolle Komponente. Sie möchte wissen, wie das Leben gelingen kann. Sie erforscht, was uns glücklich macht. Was wir tun können, damit es uns immer besser geht. Sie möchte wissen, was uns aus Krisen herausholt und welche Ressourcen wir uns in unserer Biografie bereits aufgebaut haben, die wir weiterhin nutzen können, sobald sie uns bewusst geworden sind. Genau dieses Bewusstmachen deiner Ressourcen ist daher auch ein wesentlicher Teil dieses Buches.

POSITIVE STIMMUNG MACHT OFFENER FÜR KONTAKTE

Barbara Fredrickson ist eine wesentliche Vertreterin dieses relativ jungen Forschungszweiges. Sie weiß aus ihrer Forschung, dass wir offener für Impulse sind, wenn wir positiv gestimmt sind. Das kennst du sicherlich aus deinem eigenen Erleben: Bist du »gut drauf«, fällt es dir leichter, mit anderen in Kontakt zu gehen. Du bemerkst kleine Gesten anderer viel eher und bist besser in der Lage, darauf zu antworten. Smalltalk kann entstehen und auch für einen tieferen Austausch sind die Türen eher geöffnet, als wenn wir schlecht gelaunt sind.

Genau aus diesem Grund ist eine zentrale Übung der Positiven Psychologie auch so wichtig, wenn wir unser Schneckenhaus verlassen wollen: Wir brauchen dafür eine positive Stimmung. Mit dieser gehen wir nämlich überhaupt erst los. Und treffen wir damit auf andere, können leichter schönere Kontakte entstehen. Wir können uns eher verbunden fühlen.

EIN KLEINER TEST VORAB

Nimm dir einmal Papier und Stift und notiere den Grad deiner momentanen Stimmung als Ziffer von 1 (sehr mies) bis 10 (super gut). Wie ist deine Stimmung jetzt gerade?

Schreib nun fünf Dinge auf, die dich freuen, für die du dankbar bist, die dir Mut machen oder Trost geben. Es können kleine Dinge oder Begebenheiten sein. Große Ereignisse. Vergangene oder gegenwärtige. Lass dir ruhig Zeit und spüre dem ein wenig nach, was du da aufschreibst.

Hast du fünf positive Dinge notiert? Wenn ja, dann frage dich jetzt erneut, wie deine Stimmung ist. Ist sie noch genauso oder kannst du eine höhere Ziffer notieren? Meist ist die Stimmung jetzt besser. Das lässt spürbar werden, wie die Übung wirkt, die ich dir nun gleich genauer vorstelle.

DEIN POSITIV-TAGEBUCH

Nutze diese vielfach erprobte, wirklich wundervolle Übung am besten jeden Tag. Sie dauert nur ein paar Minuten, du kannst dir aber natürlich auch ausgedehnt Zeit dafür nehmen.

Schreib – am besten am Abend – täglich mindestens fünf Dinge auf, die dich an diesem Tag oder allgemein in deinem Leben gefreut haben, die dich vielleicht sogar glücklich machen, für die du dankbar bist, die dich mit Stolz erfüllen, die dein im Herzen berührt haben.

Stell dir einfach die Frage: Was war heute gut? Was war besser als gedacht? Was macht mich froh?

Lass deine Gedanken dann schweifen – vielleicht wirst du überrascht sein, was dir als Antwort auf solche Fragen einfällt. Zensiere dich nicht. Alles, was dich freut und erfüllt, und sei es nur für einen Augenblick, ist gültig und wertvoll. Du könntest zum Beispiel notieren:

- die Sonnenstrahlen, die du genossen hast
- die Blumen, die du im Vorbeigehen gesehen hast
- das schmackhafte Essen heute Mittag
- das freundliche Lächeln einer Kollegin, als du in den Raum kamst
- dass du eine bestimmte Aufgabe erfolgreich gelöst hast
- dass du mit guten Gefühlen an einen Menschen dachtest, mit dem du vor einiger Zeit viel Schönes erlebt hast
- das Kätzchen, das beim Spazierengehen auf dich zukam
- das angenehm warme Wasser aus der Dusche
- dass du begonnen hast, in diesem Buch zu lesen

Schließe am Ende, wenn du möchtest, für einen Moment die Augen und spüre diesen schönen Dingen nach.

Leg dir gern ein hübsches Extra-Notizbuch zu, in das du jeden Tag deine positiven Einträge machst.

VIELE VORZÜGE EINER EINZIGEN ÜBUNG

Mit dieser einen Übung schenkst du dir sich jeden Tag ein paar Minuten voller angenehmer Gefühle. Du lenkst deinen Fokus auf das Positive – genau das tun wir nämlich normalerweise nicht. Unser Gehirn achtet von sich aus sehr viel mehr auf Problematisches, denn es möchte uns vor Gefahren schützen. Das ist zweifellos wertvoll, doch es kann uns eben auch in düstere Stimmungslagen bringen. Lenkst du den Fokus nun zumindest einmal täglich ganz bewusst auf das Schöne und Positive, bekommt das mehr Raum in deinem Leben. Schon tagsüber wirst du öfter an dieses Tagebuch denken und damit kleine angenehme Begebenheiten wirklich auch bemerken. Du weißt, dass du sie abends aufschreiben wirst. Ein weiterer Vorzug ist, dass du dich auch an trüberen Tagen regelrecht zwingen musst, die Rosinen, die es eben auch gab, zu finden.

Mit sehr wenig Aufwand tust du dir mit einem Positiv-Tagebuch täglich etwas Gutes – und sorgst zugleich für wertvolle langfristige Veränderungen.

Du legst dir mit einem solchen Büchlein einen wahren Schatz an, denn du kannst jederzeit darin lesen, wenn du dich einmal schwer fühlst. Und natürlich auch an guten Tagen – dann macht es dich noch freudiger und dankbar für dein Leben und die Initiative, die du für dein Wohlbefinden ergriffen hast. Wenn du lange dabeibleibst, erschaffst du dir hierdurch richtiggehend eine Positiv-Biografie.

Du lernst mit einem solchen Tagebuch nicht zuletzt auch, was dich glücklich macht, was dir wirklich gefällt und was dich erfüllt. Du merkst mit der Zeit, was du immer wieder aufschreibst, und weißt dann, dass du beispielsweise mehr in die Natur hinausgehen kannst, um glücklicher zu sein. Dass du bereits von den kurzen Begegnungen beim Einkaufen oder beim Spazierengehen kleine Momente der Erfüllung erlebst, sobald du dich trauen, einen kleinen unaufdringlichen Plausch zu beginnen. Oder du merkst, wie sehr es deine Stimmung hebt, wenn du mit einem Tier zu tun hast oder ein gutes Buch liest. Dein Positiv-Tagebuch macht es dir bewusst.

Ich selbst bin leider nicht sehr gut darin, Übungen oder Methoden für längere Zeit regelmäßig zu praktizieren – so schön sie mir am Anfang auch erscheinen und so gut sie mir tun. Dieses Positiv-Tagebuch aber führe ich mit einigen Unterbrechungen nun schon über mehrere Jahre. Es hat mich richtiggehend darauf trainiert, in allem möglichst das Gute zu sehen und mich darauf auszurichten. Ich merke, dass sich meine Stimmung seitdem immer sehr schnell wieder nach oben zurechtrückt. Und das wünsche ich auch dir. Es ist dabei ganz gleich, mit welcher Grundstimmung du beginnst. In der Positiven Psychologie hat man diese Übung auch bei Menschen mit Depressionen eingesetzt und sehr gute Ergebnisse beobachten können. Sie hat die Kraft, unser Denken und Empfinden neu auszurichten, sodass es uns immer weiter in die freundlicheren Gefilde der Gefühlswelt zieht und wir die Lust entfalten, unser Leben bestens aktiv zu gestalten.

Mir ist vor einigen Jahren aufgefallen, dass sich diese Übung auch speziell für bestimmte Themen anwenden lässt. Denn immer das, worauf wir unseren Fokus richten, bekommt einen größeren Stellenwert in unserem Leben. Wir erfahren, schon allein durch die Neuausrichtung unseres Bewusstseins, mehr davon. Deshalb werde ich dir in Kapitel 7 eine Variante dieser Übung vorstellen, die gezielt der Einsamkeit entgegenwirken kann. Ich rate dir dennoch, ebenfalls das hier beschriebene Tagebuch zu führen und möglichst täglich mit den winzigen und den großen Schönheiten in deinem Leben zu befüllen.

Kapitel drei

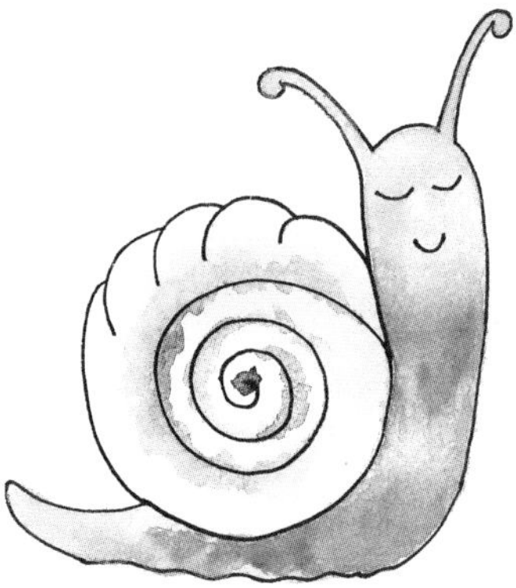

Raum für Neues schaffen

Einsamkeit ist ein Zuwenig. Zu wenig Kontakt, zu wenig Begegnung, zu wenig Berührung, zu wenig Verstandensein. Doch es ist auch ein Zuviel. Ein Zuviel von dem, was nicht nährt, was nicht guttut. Ein Zuviel vielleicht auch von dem, was nur ablenkt und uns später umso trauriger zurücklässt. Räumen wir also auf, entrümpeln wir, bevor wir Neues in unser Leben einladen. Schaffen wir ein wenig Platz – äußerlich und innerlich.

EIN KLARES UMFELD – RÄUME FÜR GUTE STIMMUNG

In den letzten Jahren folgten immer mehr Menschen dem Trend des sogenannten Minimalismus. Bücher und Kurse, mit denen man lernen kann, sein Leben zu »entrümpeln« und die Gegenstände im eigenen Umfeld auf das Nötigste zu reduzieren, hatten Hochkonjunktur. Und das mit gutem Grund. Denn Klarheit im Außen schafft auch Klarheit im Inneren, in unserem Denken und Empfinden. Ganz einfach gesagt: Wenn die Schreibtischfläche weitgehend leer ist und aufgeräumt aussieht, arbeitet es sich deutlich leichter.

Es ist aber viel mehr als das. Die von uns bewohnten und gestalteten Räume sagen viel über uns und unsere Lebenssituation aus. Sind wir überfordert, zeigt sich das meist auch in der Wohnung oder im Büro. Dort stapeln sich Papiere, Kleidungsstücke, »Dinge«, unzählige To-dos. Wenn wir in schwierigen Gefühlslagen wie einer erdrückenden Einsamkeit stecken, belastet uns ein unaufgeräumtes Umfeld noch mehr. Ständig ruft es uns zu: »Räum auf! Tu etwas! So ist es nicht gut!« Doch wir finden nicht den nötigen Antrieb.

GEGENSTÄNDE VOLLER ERINNERUNGEN

Die Räume, in denen wir leben und arbeiten, hängen eng mit unserem emotionalen Erleben zusammen. In den Dingen, die wir besitzen und mit denen wir uns umgeben, halten sich jede Menge Erinnerungen verborgen. Das kennst du sicherlich vom »Ausmisten«: Es dauert ziemlich lange, auch nur eine einzige Schublade durchzuräumen, weil wir hier noch etwas lesen, dort vertieft noch etwas betrachten, manchmal ins Nachdenken oder Träumen kommen. Jeder Gegenstand, der zu uns gefunden hat, war mit einer bestimmten Lebenssituation verbunden und oftmals mit anderen Menschen, mit denen wiederum Erinnerungen verknüpft sind.

Solange das Aufräumen und Entrümpeln auch dauern mag, tun wir es nicht, bleiben all diese Energien und miteinander vermischten, ungeklärten Erinnerungen in den Räumen um uns her hängen. Wir bemerken sie vielleicht nicht bewusst, aber unterschwellig wirken sie auf uns ein. Es empfiehlt sich daher, besonders in schwierigen Lebensphasen unsere Lebensräume ordentlich zu halten und Dinge, die uns nichts mehr bedeuten, auszusortieren.

KLARHEIT SCHAFFEN IM EIGENEN LEBENSRAUM

Nutze ein paar freie Tage, Abende oder Wochenenden, um in deiner Wohnung oder deinem Haus Raum für Raum zu prüfen, was du nicht mehr brauchst oder willst. Vielleicht tut es auch gut, grundlegend für eine neue Ordnung zu sorgen. Möglicherweise fühlst du dich in einigen Räumen gar nicht mehr so wohl – oder es gibt ein paar Ecken, die dir keine Freude machen, sondern eher ein schlechtes Gewissen.

- Sortiere aus, was du nicht mehr brauchst. Lass dir Zeit für die Erinnerung, die bei manchen Stücken in dir aufsteigt. Möglicherweise fallen dir beim Räumen auch Menschen ein, die du aus den Augen verloren hast und wieder einmal kontaktieren könntest. Mehr dazu findest du im Kapitel 7.
- Gib nur weg, was dich stört, belastet oder was sowieso nur herumsteht, ohne dir etwas zu bedeuten. Schaff dir die Ordnung und Klarheit, die dir guttun. Und spüre das befreiende Aufatmen, wenn du dich danach wieder in deinem Raum umsiehst.

NEUES HINEINLASSEN

Wenn du weggeräumt oder weggegeben hast, was dir nichts mehr bedeutet und was du nicht mehr brauchst, hast du Platz geschaffen. Vielleicht wirken deine Räume jetzt freier und du atmest bereits leichter. Auch, weil du aktiv geworden bist.

Schmücke dein Leben

Nun hast du auch Platz für Neues und Schönes, den du für dich – und genauso natürlich für die Menschen, die eventuell mit dir zusammenleben – gestalten kannst. Es ist ganz leicht, dir selbst eine Freude zu machen und sich beispielsweise einen Blumenstrauß zu kaufen oder selbst zu pflücken und so aufzustellen, dass du ihn oft am Tag sehen kannst. Oder du gestaltest deinen Balkon mit Blumen oder bringst eine Ecke neu im Garten zum Blühen. Vielleicht kreierst du eine schöne Obstschale, hängst farbenfrohe Bilder auf, die dich wirklich erfreuen, oder was auch immer dir gefällt.

Das alles klingt sehr simpel, ich weiß. Doch in schwierigen Stimmungslagen vergessen wir oft, uns selbst kleine Freuden zu machen. Mit diesen kleinen Gesten zeigen wir uns selbst, dass wir es uns wert sind, gut behandelt zu werden und Freude zu erleben. Schenk dir sich kleine liebevolle Gesten und ein Umfeld zum Wohlfühlen. Das macht das Gemüt leichter und offener für Neues.

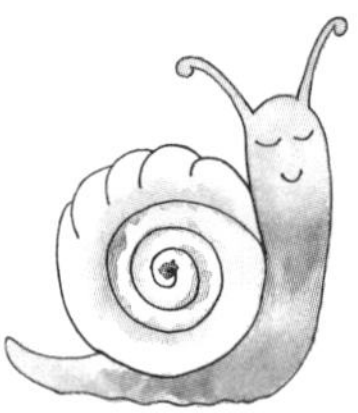

ARTEN VON BEGEGNUNG, DIE GUTTUN – ODER EBEN NICHT

Einsamkeit heißt oft nicht, dass zu wenige oder gar keine Menschen in unserem Leben sind. Es heißt auch nicht unbedingt, dass es die falschen Menschen sind. Vielleicht aber ist die Art unseres Miteinanders eine geworden, die sich nicht gut anfühlt und uns eher belastet als nährt. Auch hier kann Raum für Neues geschaffen werden, um die Einsamkeit zu überwinden.

Kennst du das? Du gehst zu einem Treffen mit jemandem, weil du ja schließlich nicht immerzu allein sein solltest – und dann langweilst du dich dort, fühlst dich nicht gesehen, nicht verstanden, nicht einmal angehört? Du lauschst Monologen oder ausgedehnten Klagen.

»Ein langweiliger Mensch ist einer, der dich am Alleinsein hindert, ohne dir Gesellschaft zu leisten.«

Unbekannt

Ja, manchmal scheint es besser, allein zu bleiben, als sich unbefriedigenden Kontakten auszuliefern. Doch Begegnungen zu meiden, lässt die Einsamkeitsgefühle nur stärker werden. Das kann nicht die Lösung sein. Und natürlich liegt es nicht immer an den anderen. Wenn wir selbstkritisch hinsehen, sind es durchaus auch wir selbst, die manchmal eine echte Begegnung und wirklichen Austausch unmöglich machen. Dann kommen wir zurück von einer Verabredung und fühlen uns unerfüllt und unangenehm berührt, weil wir vielleicht erst nachher bemerkten, dass wir die ganze Zeit auf unser Gegenüber eingeredet haben. Wir mussten uns etwas von der Seele reden. Oder wir waren es, die klagten und jammerten. War das befriedigend? War es ein Miteinander, nach dem wir uns eigentlich gesehnt hatten? Nein, leider nicht.

Wenn du dich in den unterschiedlichen beschriebenen Szenarien auf irgendeine Weise wiederfindest, könnte es gut sein, auch hier ein wenig aufzuräumen. Stell deine Kontakte und Begegnungen auf den Prüfstand. Es geht nicht darum, zu weiteren Menschen auf Abstand zu gehen. Manchmal kann das nötig sein. Doch sehr oft hilft es mehr, sich selbst darüber bewusst zu werden, dass eine Freundschaft, Bekanntschaft oder Beziehung nicht erfüllend ist. Dann gilt es, zu prüfen, was du wirklich möchtest, und das in die Begegnung einzubringen.

DAS MITEINANDER AUF DEM PRÜFSTAND

Geh im Geiste doch mal die Kontakte durch, die du regelmäßig oder gelegentlich pflegst.

- Mit wem tauschst du dich mehr oder weniger häufig aus?
- Ist es intensiv oder nur am Rande?
- Wie empfindest du diesen Kontakt? Ist er für dich erfüllend, macht er dir eine gute Stimmung, ist er eher neutral oder vielleicht anstrengend und energieraubend?
- Wie erlebst du die andere Person oder die anderen Personen in diesen Begegnungen? Nur damit du es dir bewusst machst: Was gefällt dir und was würdest du dir im Miteinander vielleicht anders wünschen?
- Wie erlebst du dich selbst in diesem Kontakt? Was gefällt dir an deiner eigenen Art, mit diesem oder diesen anderen Menschen zusammen zu sein? Und was würdest du gern anders machen, was wäre dir lieber auf eine andere Weise möglich?

In diesem Kapitel noch ziemlich am Anfang unserer gemeinsamen Unternehmung geht es vor allem darum, dass du dir das bewusst machst, was dir nicht dienlich ist. Das ist ein entscheidender Schritt. Denn was dir nicht guttut, wird wahrscheinlich auch nicht dazu beitragen, dich aus dem Schneckenhaus herauszulocken. Du solltest deswegen aber keinesfalls Beziehungen leichtfertig abbrechen oder im Sande verlaufen lassen. Schließlich sind Kontakte zu anderen genau das, was deine Einsamkeit am Ehesten vertreiben kann. Und überhaupt das, was dem Leben eine besondere Süße gibt.

Wovon du dich aber ganz sanft und allmählich verabschieden kannst, sind bestimmte Arten im Miteinander, die dir nicht gefallen, die dir Kraft rauben und dich am Ende vielleicht sogar noch einsamer zurücklassen. Wenn du für dich selbst geklärt hast, was du nicht mehr möchtest und was du stattdessen willst, kannst du das in deinen Begegnungen Realität werden lassen. Mehr dazu findest du im Kapitel 7, wo es um das Leben und Beleben von Kontakten geht.

EIN KLUGER UMGANG MIT DEM INTERNET

Auch dies ist ein Bereich des Zwischenmenschlichen, in dem es sich lohnt, genau hinzuschauen. Denn gerade hier solltest du nur das wirklich Hilfreiche in deinem Leben belassen. Zweifellos halten das Internet und speziell die Social-Media-Kanäle eine Menge wertvoller Angebote bereit. Gerade für Menschen, die sich einsam fühlen, gibt es hier unzählige Möglichkeiten, sich zu verbinden, sich auszutauschen und in ein neues Wir zu finden.

Wenn wir genauer hinschauen, lauern hier aber auch Tücken, die wir besser kennen sollten. Sonst kann das Eintauchen ins große virtuelle Netz die Einsamkeit verstärken. Man weiß aus zahlreichen Studien – und du kennst es sicherlich auch aus der eigenen Beobachtung –, dass der ausgiebige Besuch der sozialen Plattformen viele negative Gefühle hervorrufen kann. Dann fühlen wir uns ungenügend, wenn wir von den Erfolgen anderer lesen. Wir fühlen uns neidisch, wenn wir sie so glänzend, perfekt und strahlend erleben. Wir fühlen uns einsam, wenn wir sie glücklich in tadelloser Gesellschaft sehen.

Mit diesen Empfindungen sitzen wir dann allein zu Hause, niedergedrückt von dem Eindruck, dass alle anderen wundervolle Sachen mit fantastischen Menschen erleben – nur wir nicht. Doch genau damit sind wir nicht allein. Es ist belegt, dass es fast allen Menschen so geht. Und besonders natürlich denen, die sich ohnehin gerade nicht strahlend und nicht liebevoll verbunden fühlen. Sie macht die beauty-gefilterte Welt von Social Media nur noch trauriger, noch einsamer.

EIN MASSSTAB: DEIN GEFÜHL »DANACH«

Nutze das Internet nicht nur, um dich zu informieren, sondern auch, wenn du dich mit anderen Menschen austauschen und zusammentun willst, die Gleichgesinnte in irgendeinem Lebensbereich sein könnten. Es gibt nicht nur Plattformen zur Partnervermittlung, sondern auch solche für Freundschaften, Gedankenaustausch oder Zusammenarbeit auf verschiedenen Gebieten. Hier kann sich das Surfen wirklich lohnen.

Achte darauf, wie du dich nach bestimmten Reisen in die virtuelle Welt fühlst. Tu das ganz bewusst, denn dann bekommst du ein immer besseres Wissen darüber, welche Art der Internetnutzung dir guttut und welche nicht. Wir alle müssen lernen, mit diesen unendlich vielfältigen Angeboten klug umzugehen und uns dabei nicht selbst zu schaden. Dann können wir sie als eine große Bereicherung für uns nutzen. Auch für den Weg heraus aus dem Schneckenhaus.

VIELES GANZ NEU DENKEN. AUCH DAS ALLEINSEIN

Unsere Gedanken bestimmen sehr stark, wie wir uns fühlen, wie wir mit anderen interagieren oder ob wir es lieber lassen. Sie bestimmen intensiv mit, wer wir sind. Eine kluge Gedankenhygiene kann daher das ganze Leben verändern. Gedanken loszulassen, die uns runterziehen und belasten, ist dabei besonders hilfreich. Wie aber kann das funktionieren? Ich möchte dir hier eine ganz einfache Möglichkeit zeigen, mit deinen Gedanken zu arbeiten.

GEDANKEN, DIE EINSAM MACHEN

Ich bin mir sicher, dass es Gedanken gibt, die einsame Menschen sehr viel häufiger denken als solche, die sich kaum mal einsam fühlen. Das sind beispielsweise Gedanken wie »Niemand mag mich«, »Niemand will etwas mit mir zu tun haben«, »Ich werde nicht geliebt«, »Ich werde niemals (wieder) glücklich sein« oder auch »Mit mir stimmt was nicht«. Kennst du solche Gedanken?

BELASTENDE GEDANKEN UMKEHREN

Schauen wir uns ein paar Gedanken genauer an, die mit der Einsamkeit verbunden sein könnten. Geh dabei ganz langsam die einzelnen Schritte mit.

»Niemand mag mich«

Nehmen wir zuerst den Gedanken »Niemand mag mich«. Ob du ihn selbst denkst oder nicht – wie fühlt es sich an, das zu glauben, dass dich niemand mag?
Formuliere jetzt einmal das Gegenteil dieses Satzes. Aus »Nie-

mand mag mich« wird »Jemand mag mich«. Könnte das stimmen? Fällt dir jemand ein? Spiele ein wenig mit diesem Gedanken. Probiere, wie er für dich passt.

»Niemand will etwas mit mir zu tun haben«
Wie ist es mit diesem Satz? Wie fühlt es sich an, ihn zu glauben? Und wie ist es, wenn du ihn umkehrst? »Jemand will etwas mit mir zu tun haben« oder »Einige wollen etwas mit mir zu tun haben«. Könnte das stimmen? Findest du dafür Beispiele aus der Gegenwart oder der Vergangenheit? Und ist dieser umgekehrte Satz nicht vielleicht sogar wahrer als der ursprüngliche? Probiere aus, was für dich stimmt. Richtig oder Falsch gibt es hier nicht. Es geht um das, was für dich stimmig ist.

»Ich werde niemals (wieder) glücklich sein«
Mit einem solchen Gedanken fühlen wir uns schwer, oder? Vielleicht kennst du ihn aus deinem Leben.
Was für ein Gegenteil lässt sich hier bilden? »Ich werde (wieder) glücklich sein« oder auch »Ich bin glücklich«. Könnte das stimmen? Gibt es Momente in deinem Leben, in denen du glücklich bist? Wohin geht dein Geist auf Wanderschaft, wenn du einen Satz hörst wie »Ich werde (wieder) glücklich sein« oder »Ich bin glücklich«?

Mit Gedanken arbeiten – immer wieder
Was ich dir hier angeboten habe, ist eine stark vereinfachte Kurzform von The Work von Byron Katie. The Work ist eine Methode, die Gedanken zu hinterfragen, der ich persönlich sehr viel verdanke. Du kannst auf die Weise, die ich eben beschrieben habe, alle möglichen belastenden Gedanken untersuchen. Im Anhang findest du einen Hinweis auf ein Praxisbuch zu The Work, wenn du hier tiefer einsteigen willst.

DAS SCHNECKENHAUS NEU BEWERTEN

Auch über Einsamkeit und Alleinsein können wir neu zu denken beginnen und alte verstaubte Gedanken über Bord geben. Mit der Einsamkeit ist nämlich ein Paradox verbunden, das der amerikanische Franziskaner-Pater Richard Rohr gekonnt auf den Punkt bringt. Er schreibt in seinem Buch »Reifes Leben«, dass das Heilmittel für die Einsamkeit das Alleinsein ist.

Lass dir das gern einmal auf der Zunge zergehen: Das Heilmittel für die Einsamkeit ist das Alleinsein. Auch das zeigt, dass es nicht darum geht, so schnell wie möglich wieder »unter Leute« zu kommen. Unter irgendwelche Leute, Hauptsache nicht allein sein. Natürlich darf und sollte es dein Ziel sein, Verbundenheit mit anderen zu leben und in vollen Zügen zu genießen. Unbedingt. Es lässt sich aber zweifellos umso leichter und umso realistischer erreichen, wenn du auch in deiner eigenen Gesellschaft zufrieden und erfüllt sein kannst. Genau darum wird es sich in den nächsten Kapiteln drehen – gewissermaßen ein kreativer Schritt zurück im Schneckenhaus, bevor es dann weiter nach draußen geht.

»Alleinsein müssen ist das Schwerste,
Alleinsein können das Schönste.«[6]

Hans Krailsheimer

Wenn wir lernen, im Alleinsein okay zu sein, dann gibt es kaum noch Grund für Einsamkeit. Wir können heilen, wie es Richard Rohr beschreibt. Damit ist es uns auch viel leichter möglich, auf andere zuzugehen und mit ihnen in einen befriedigenden Austausch zu kommen. Wir sind nicht mehr wie Ertrinkende, die unbedingt jemanden brauchen. Wir sind bei uns und entspannt im Geben und Nehmen mit anderen. Es ist ein Weg – mit Höhen und Tiefen. Und du hast begonnen, ihn zu gehen.

Kapitel vier

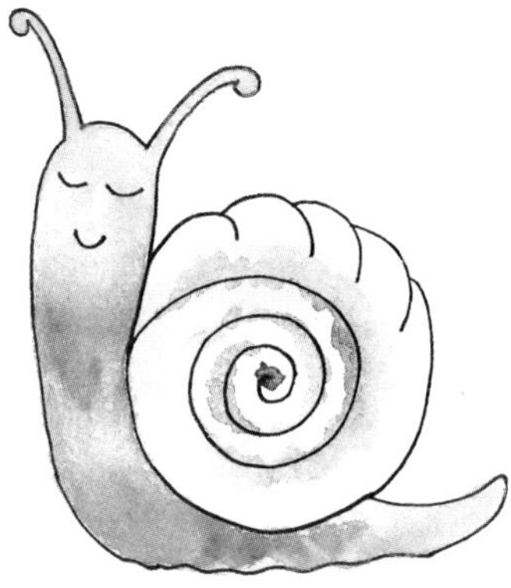

Selbstwertgefühl stärken

Manchmal bringen uns die Lebensumstände oder eine innere Prägung dazu, dass wir uns klein fühlen. Dann trauen wir uns gar nicht zu, für andere interessant und von ihnen gemocht zu sein. Ein Refreshing für das Selbstwertgefühl kann Einsamkeitsgefühle ganz schnell zum Wegschmelzen bringen. Dann steht der Weg heraus aus dem Schneckenhaus schon recht weit offen.

DAS NATÜRLICHE EMPFINDEN DEINES WERTES

Einsamkeit nagt an einem Menschen. Da die gewünschte Intensität und Qualität an Austausch und Verbundenheit mit anderen nicht da ist und auch nicht so leicht hergestellt werden kann, ist da ein Mangel. Eine empfundene Unfähigkeit vielleicht. Oftmals auch der Eindruck, es nicht verdient zu haben, von anderen Menschen geschätzt und geliebt zu werden. Das Selbstwertgefühl sinkt immer weiter – und das wiederum führt dazu, dass wir noch weniger auf andere zugehen und damit unsere Einsamkeit verstärken. Ein Teufelskreis.

Wie können wir eine solche Dynamik verlassen? Wir brauchen wieder ein klares Bewusstsein für unseren eigenen Wert. Für unsere Qualitäten und Stärken, für all das, was wir bereits kreieren, durchleben und gut überwinden konnten. Wenn es uns gelingt, von anderen positives Feedback zu bekommen, kann das unserem Selbstwertgefühl einen angenehmen Schub geben. Doch wir können auch selbst dafür sorgen, die Abwärtsspirale zu stoppen, indem wir uns auf unseren Wert besinnen. Die folgenden Anregungen möchten dich genau dabei unterstützen.

WAS HEISST SELBSTWERTGEFÜHL?

Wahrscheinlich ist in uns, wenn wir auf die Welt kommen, ein ganz natürliches Selbstwertgefühl vorhanden. Es ist noch nicht in Gedanken oder Worte zu fassen, doch wir haben ein Gefühl für unseren Wert, für unsere Würde, für unser Recht zu leben. Wir werden geboren und gehen davon aus, dass wir leben dürfen und dass wir gut leben dürfen. Dann wachsen wir heran und machen auch Erfahrungen, die uns in diesem natürlichen Selbstwertgefühl einschränken. Wir sollen anders sein, als wir sein möchten. Es werden Dinge von uns verlangt, die wir nicht wollen, die wir aber tun müssen, um von unserem Umfeld weiterhin versorgt und geliebt zu werden. Im Laufe der Jahre und Jahrzehnte machen wir unzählige Erfahrungen – und einige davon mindern unser Selbstwertgefühl. Manche Dinge gelingen uns nicht, manche Beziehungen sind von Missverständnissen und Streit geprägt, wir erleben Trennungen, Fehlschläge und Verluste.

In der Einsamkeit haben wir vielleicht weniger mit Streit und Auseinandersetzungen zu tun, doch wir haben auch kaum andere Menschen, die uns Positives zurückspiegeln. In deren Blicken und Worten wir bestätigt sehen, wie wertvoll wir sind. Ist unser Selbstwertgefühl erst einmal geschwächt, lassen wir uns außerdem gern von Menschen mit einem aufgeblasenen Ego – wir nennen es oft »viel Selbstbewusstsein« – einschüchtern. Wir fühlen uns noch kleiner.

Höchste Zeit, die eigenen Stärken in den Fokus zu rücken.

Im Bewusstsein dessen, was uns auf positive Weise ausmacht, tun wir uns leichter damit, allein zu sein, und zugleich gehen wir wie von selbst offener auf andere zu. Die Einsamkeit hat kaum noch eine Chance, bei uns anzudocken. Die Reflexionen in diesem Kapitel möchten dir genau dazu verhelfen. Ich biete dir unterschiedliche Fragestellungen dafür an. Lass dir gern viel Zeit dafür, deine Antworten zu finden. Manche der Listen, die hier entstehen wollen, kannst du über mehrere Tage hinweg immer wieder vervollständigen. So gräbst du deinen Selbstwert wieder frei.

WERDE DIR DEINES WERTES BEWUSST

Bereite in deinem »Raus aus dem Schneckenhaus«-Tagebuch am besten für jede der folgenden Reflexionen eine eigene Seite vor. Wenn du die Frage oben auf das jeweilige Blatt schreibst, kannst du gleich spontan ergänzen, was dir einfällt. Und du kannst immer wieder dorthin zurückgehen, um weitere Punkte zu ergänzen. Auf diese Weise bekommst du in ein natürliches positives Empfinden für sich selbst.
Falls du merkst, dass du abblockst, sobald du eine der folgenden Fragen liest, halte inne. Bemerke deinen Widerstand und atme ruhig weiter. Du bist auch damit nicht allein: Wenn wir das Positive an uns benennen sollen, ist uns das oft erst einmal unangenehm. Doch du kannst dir die Frage jetzt oder später wieder stellen und vielleicht öffnet sich etwas in dir für die Antworten. Denn dass sie da sind, dass es eine ganze Menge an Antworten in dir gibt, das steht außer Frage.

Was gefällt dir an dir selbst?
Ob es um dein Äußeres geht, um dein Gesicht, deine Figur, deine Haltung, bestimmte Körperstellen, deinen Kleidungsstil, deine Gangart – oder um charakterliche Qualitäten und Fähigkeiten: Was findest du an dir selbst gut? Und worauf bist du stolz? Was hast du schon alles richtig gut hinbekommen?

Welche Qualitäten zeichnen dich objektiv betrachtet aus?
Wenn dich ein freundlicher Forscher mit wissenschaftlichem Interesse betrachten würde: Welche guten Qualitäten würde er an dir feststellen? Vielleicht Humor, Durchhaltevermögen, vielfältige Interessen, Klugheit oder ein großes Herz für Tiere?
Denke auch an Eigenschaften, die oft nicht als positiv gesehen werden, es bei genauerer Betrachtung aber absolut sind: eine hohe Sensibilität beispielsweise oder Introvertiertheit.

Wie würdest du dich selbst beschreiben, wenn du in dich verliebt wärst?
Wenn wir verliebt sind, sehen wir nur das Allerbeste in anderen. Tu das einmal für dich selbst. Und übertreib ruhig dabei!

Was haben andere irgendwann in deinem Leben Positives über dich gesagt?
Welche Komplimente hast du schon bekommen? Was haben andere wertschätzend, bewundernd oder liebevoll über dich gesagt? Ganz gleich, wie lange es her sein mag.

Wofür wurdest oder wirst du geschätzt?
Ob es frühere oder gegenwärtige Arbeitgeber und Kolleginnen oder Kollegen sind oder Menschen aus Familie oder Freundeskreis: Was haben andere an dir und dem Zusammensein mit dir wertvoll gefunden? Worin konnten oder können sich andere auf dich verlassen? Wie hast du anderen das Leben oder Arbeiten leicht oder angenehm gemacht?

Welche deiner Entscheidungen haben sich absolut bewährt?
Immer wieder stehen Entscheidungen im Leben an und sie sind nicht immer leicht zu treffen. Welche deiner Entscheidungen machen dich im Nachhinein richtig glücklich? Wo hattest du genau den richtigen Riecher?

Was hast du anderen Gutes getan in deinem Leben?
Wo hast du jemanden unterstützt oder ihm geholfen? Das kann deine Familie sein, für die du gesorgt hast, auch wenn es manchmal nicht leicht war. Vielleicht eine Freundin, die in einer Krise steckte. Arbeitgeber, Mitarbeitende, jemand aus deiner Kundschaft. Wer hat dir etwas zu verdanken? Es müssen keine riesigen Dinge sein. Auch kleine Freuden sind Freuden.

EINE AUSSERGEWÖHNLICHE SCHATZSUCHE

Es sind viele Fragen, die dir dieses Buch stellt. Lass dir Zeit dabei, sie für dich zu prüfen und zu beantworten. Du kommst möglicherweise schon von der ersten Frage an auf eine neue Art mit dir selbst ins Gespräch. Da Einsamkeit ein innerer Zustand ist, der nicht unbedingt mit den äußeren Umständen verbunden ist, müssen wir auch innen ansetzen, um ihn auflösen zu können – in unserem Denken, Fühlen und schließlich Handeln. Wie am Anfang schon beschrieben gibt es Menschen, die sehr viel allein sind, sehr viele Kontakte verloren haben und sich dennoch nicht einsam fühlen. Vielleicht nicht mehr, denn sie sind einen guten Weg mit ihren Lebensumständen und den damit verbundenen Gefühlen gegangen. So wie du deinen Weg finden und gehen musst – auch unterstützt von den Impulsen dieses Buches und anderer Quellen.

DAS IN KRISEN VERBORGENE GUTE

Schon ein bisschen geübt darin, den Blick auf das Positive zu richten, können wir nun einen Schritt weitergehen. Die Königsdisziplin ist es nämlich, auch in Krisen und in Schwierigem das Positive zu entdecken. Auch hier natürlich wieder ganz sanft und mit ehrlichem Interesse. Nicht mit dem Zwang, etwas entdecken zu müssen. Wir wollen das Schwierige nicht schönreden. Darum geht es nicht. Es ist vielmehr so, als würden wir den Kopf ein wenig heben, um einen anderen Blickwinkel einnehmen zu können. Einen, der uns das Schwierige zwar nicht ignorieren lässt, ihm aber das Leichte und Gute hinzufügt, das auch da ist. Winzig klein vielleicht, wie die Blaumeise, die »trotz allem« draußen fröhlich im Baum herumhüpft.

Wenn ich zurückdenke, komme ich zu einer erstaunlichen Aussage: Ich verdanke meinen größten Krisen sehr viel. In den Momenten, in denen ich wirklich nicht weiterwusste, bemerkte ich nichts Schönes. Doch wenn ich heute an diese Zeiten zurückdenke, sehe ich, wie roh und ehrlich und unausweichlich ich damals bei mir selbst angekommen war. Diese Zeiten haben mich demütig gemacht und alles an Stärke in mir hervorgebracht, das ich irgendwie entwickeln konnte. Ohne meine Krisen wäre ich heute nicht die, die ich bin.

Wir lernen so viel aus solchen Zeiten. So viele Menschen sagen, dass sie gestärkt aus dem Schwierigen hervorgegangen sind. Vor allem können uns diese Zeiten ein enormes Vertrauen geben, da wir erfahren haben, dass es immer weitergeht. Dass nichts so bleibt, wie es ist, und die Sonne jeden Morgen wieder aufgeht. Der bereits erwähnte Geistliche Richard Rohr spricht von »Stolpersteinen«, die uns dazu bringen wollen, aus einem Alltagstrott zu erwachen, der nicht mehr stimmig ist. Sie bringen uns dazu, Gewohnheiten, Beziehungen und Überzeugungen zu überprüfen, sie gegebenenfalls zu verwandeln oder loszulassen. Das ist nicht leicht, doch es ist nötig, damit wir mit dem Leben mithalten und mitwachsen können.

Wir können den Blick auf die kleinen Freuden lenken, die immer möglich sind.

Wenn uns die kleinen oder größeren Schätze in unseren Krisen bewusst sind, können wir in einem nächsten Tief, wenn uns beispielsweise die Einsamkeit überrollt, darauf vertrauen, dass auch dies letztlich eine Phase ist, die vorbeigehen wird. Wir können all unsere Fähigkeiten und Möglichkeiten mobilisieren, die Dinge zum Guten zu wenden – so wie du es beispielsweise tust, indem du dich auf die Impulse hier in diesem Buch einlässt und dir wo immer sinnvoll weitere Hilfe und Unterstützung holst. Krisen fordern uns dazu auf, innezuhalten und dann gezielt aktiv zu werden.

DIE KLEINEN GOLDNUGGETS IN KRISEN FINDEN

Denk einmal an eine frühere Krise oder schwierige Zeit zurück und frage dich ganz offen:

- Was hat dir diese Zeit gebracht?
- Wofür könnte sie gut gewesen sein?
- Was war sogar während dieser Phase schön, vielleicht auf eine ganz neuartige Weise?
- Vielleicht hast du gut aus Krisen herausgefunden, vielleicht gab es gelegentlich ein Scheitern. Wofür könnte sogar das gut gewesen sein?

Du siehst, ich versuche deinen Blick immer wieder auf die kleinen Goldnuggets zu lenken, die im Leben, in schwierigen Zeiten und selbst in einem Unglück zu finden sein können. Wenn du danach Ausschau hältst und dir diese kleinen Schätze bewusst machst, beginnt die Aufwärtsspirale in deinem Denken und Fühlen.

Auf der nächsten Seite möchte ich dir eine erhellende Geschichte nacherzählen. Sie stammt aus dem Daoismus, einer uralten chinesischen Philosophie und Weltanschauung, und verdeutlicht sehr eindrücklich, dass wir nie wissen können, was gut und was schlecht ist. Die Dinge wandeln sich stetig und alles hat zwei Seiten. Das Hilfreiche, Positive in den Fokus zu nehmen, macht uns das Leben in jedem Fall sehr viel reicher und leichter.

»WER WEISS, WOFÜR ES GUT IST«

In China lebte vor vielen, vielen Jahren glücklich und zufrieden ein Bauer mit seinem Sohn in einem ärmlichen Dorf. Sie besaßen fast nicht als ein Pferd, das ihnen half, ihre Felder zu bestellen und das zu ernten, was sie zum Leben brauchten. Doch eines Tages lief das Pferd davon. Ein Nachbar kam zum Bauern und sagte: »Wie schrecklich! Dein Pferd ist verschwunden. Was für ein Unglück!«

Der Bauer sagte nur: »Wer weiß, wofür das gut ist …«

Es dauerte nicht lang, da kam das Pferd von allein zurück. Und nicht nur das, es brachte eine kleine Herde wilder Pferde mit. Erneut kam der Nachbar herüber und rief: »Oh, du hast ja ein Glück! So viele Pferde besitzt du jetzt. Du bist der reichste Mann im Dorf. Was für ein Glück!«

Doch der Bauer meinte nur: »Wer weiß, wofür das gut ist …«

Die jungen Pferde mussten beritten werden, was der Sohn des Bauern übernahm. Eines Tages aber warf ihn eines der jungen Pferde ab und er brach sich ein Bein. Sofort war wieder der Nachbar zur Stelle und meinte: »Wie furchtbar! Dein Sohn ist verletzt. Jetzt hast du keinen Helfer mehr. Was für ein Unglück!«

Der Bauer sagte wieder: »Wer weiß, wofür das gut ist …«

Wenige Tage später kamen die Soldaten des Kaisers in den Ort, um alle jungen Männer mitzunehmen. Sie mussten in den Krieg ziehen. Nur der Sohn des Bauern mit seinem gebrochenen Bein durfte bleiben. Wieder kam der Nachbar vorbei und rief dem Bauern zu: »Hast du ein Glück! Dein Sohn muss nicht in den Krieg. Was für ein Glück!«

Und der Bauer erwiderte, Sie wissen es schon: »Wer weiß, wofür das gut ist …«

Die Geschichte ließe sich endlos fortsetzen.

SCHÄTZE IM ALLEINSEIN

Wir können im Leben nichts loswerden, wenn wir es nicht zuvor in irgendeiner Weise angenommen haben. Wenn du etwas Klebriges an der Hand hast, kannst du es nicht abschütteln. Du musst dich ihm zuwenden und es mit der anderen Hand und einem Blatt von der Küchenrolle oder etwas Ähnlichem entfernen. In gewisser Weise ist das genauso mit unangenehmen emotionalen Zuständen wie der Einsamkeit. Wir werden sie nicht los, wenn wir einfach nur vor ihr fliehen wollen. Einsamkeit ist schmerzhaft und kann uns krank machen, aber um sie zu überwinden, sollten wir sie betrachten.

Schauen wir uns daher an, welche Schätze im Für-sich-Sein liegen können, bevor wir dann Schritt für Schritt neu aufs Mitanderen-Sein zugehen. So ungünstig manches auch wirkt, was wir uns in unserem Leben kreieren, es hat immer irgendeinen Nutzen für uns.

Manche Menschen sind einsam, weil sie in Familie oder Partnerschaft schon mal so sehr verletzt wurden, dass sie einen solchen Schmerz nicht noch einmal riskieren wollen. Die Einsamkeit tut weh – aber das ist immer noch weniger schlimm als das Risiko, erneut diesen früheren Schmerz zu erleben. Für diese Menschen liegt daher im Alleinbleiben eine gewisse Sicherheit. Ist ihnen das nicht bewusst und sie suchen nach neuen Beziehungspartnern oder engen Freunden, wird ein Teil von ihnen immer gegensteuern. Je besser wir uns selbst also kennen, umso klarer können wir auch das im Leben zu erreichen versuchen, was wirklich zu uns passt. Im beschriebenen Beispiel könnten die alten Verletzungen aufgearbeitet werden – und dann ist der Weg ins erwünschte Wir tatsächlich frei.

Es gibt natürlich auch weniger versteckte positive Seiten am Für-sich-Sein. Sich diese ganz individuell bewusst zu machen, lässt die Einsamkeitsgefühle weniger werden. Wir arrangieren uns mit dem, was unser Leben ausmacht. Unser Selbstwertgefühl wächst auch in dieser Phase, weil wir unser aktuelles Sein nicht mehr als Versagen abtun. Damit tun wir uns auch wiederum leichter, neue Kontakte zu knüpfen und alte zu beleben.

FINDEST DU WERTVOLLES IM FÜR-SICH-SEIN?

Wenn du auf deine aktuelle Lebensphase und die Zeiten allein schaust: Was gefällt dir daran? Was tut dir gut im Vergleich zu früheren Phasen? Was würdest du gern beibehalten wollen, auch wenn du wieder engere Kontakte lebst?
Gefällt es dir, dass dir niemand in deine Entscheidungen hineinredet? Dass du alle Zeit für dich hast? Dass du dich weiterentwickelst, einfach weil du es musst und nichts an andere »delegieren« kannst? Rückst du näher an dich selbst heran, weil du so sehr auf dich zurückgeworfen bist? Bei allem, was schwierig sein mag – was gefällt dir an deinem Für-sich-Sein?

Gutes in der Einsamkeit?

Möglicherweise kannst du sogar etwas Positives an der Einsamkeit finden. Ich wäre da vorsichtig, denn während Alleinsein ein Zustand ist, der durchaus als positiv und wertvoll erlebt werden kann, ist Einsamkeit ein Empfinden von Schwere und Leid. Könnte es etwas Positives haben? Vielleicht ist an ihm gut, dass es uns zwingt, etwas zu ändern, wenn wir nicht weiter leiden wollen. Dich hat die Einsamkeit offenbar zu diesem Buch geführt – und ich hoffe sehr, dass dir daraus viel Positives erwächst, was weder ich noch du momentan absehen können. Du hast begonnen, einen neuen Weg zu gehen.

Ein noch tieferes und kaum zu erschütterndes Selbstwertgefühl kommt mit der Selbstliebe in unser Leben – und um die soll es im nächsten Impuls gehen.

Kapitel fünf

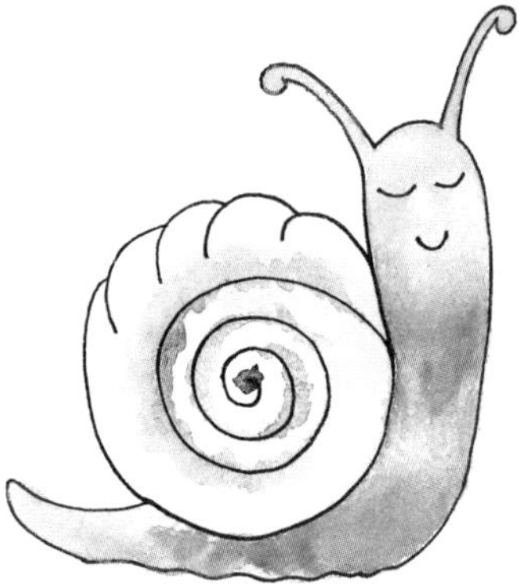

Freundschaft. Vor allem mit sich selbst

Der größte Schatz, den wir wohl im Leben finden können, ist eine tiefe und aufrichtige Freundschaft mit uns selbst. Mit all unseren Stärken und mit dem, was wir für Schwächen halten. Sind wir uns selbst unser bester Freund, unsere beste Freundin, dann ist es gar nicht mehr möglich, dass wir uns einsam fühlen. Wir sind in bester Gesellschaft – und ziehen interessanterweise mühelos auch andere in unser Leben.

SICH SELBST IN DIE ARME SCHLIESSEN

»Einsamkeit ist die verzweifelte Suche nach sich selbst«, sagte ein lieber Freund einmal zu mir. Ein wirklich weiser Satz. Wir meinen zwar, dass wir nach anderen Menschen suchen. Doch könnten wir die Begegnung initiieren, könnten wir sie leben, sie genießen, wenn wir uns selbst nicht nah sind? Und umgekehrt: Könnten wir einsam sein, wenn wir uns selbst gefunden haben, wenn wir ganz mit uns verbunden und in Liebe sind?

»Wenn du an dir nicht Freude hast,
die Welt wird dir nicht Freude machen.«[7]

Paul Heyse

Eine echte, tiefe, verlässliche Freundschaft zu uns selbst ist durch nichts zu ersetzen. Der einzige Mensch auf der ganzen Welt, der mit Sicherheit immer bei dir sein wird, das bist du selbst. Du allein wirst bei allem dabei sein, was du erlebst – vom ersten bis zum letzten Atemzug. Die anderen Menschen, mit denen du zu tun hast, waren zu manchen Zeiten noch nicht in deinem Leben. Einige haben sich wieder verabschiedet. Mitmenschen können weggehen, sie können sich verändern, sie können sterben. Du selbst aber bleibst, solange du lebst.

Mit sich selbst wirklich befreundet bist du außerdem im Miteinander viel entspannter und großzügiger. Wahrscheinlich hast du das schon erlebt: Wenn es dir richtig gut geht und du mit dir selbst im Reinen bist, wie man so schön sagt, dann verlaufen Begegnungen mit anderen ganz entspannt. Du kannst zuhören, du kannst deinen Teil zum Gespräch beitragen. Du kannst lachen und vielleicht auch einmal Trost spenden oder einen guten Rat geben. Selbstverständlich ist es in Ordnung, sich auch in einer schlechten Stimmung an andere zu wenden, um sich einmal auszusprechen und unterstützt zu werden. Das ist ja so schön am Menschsein, dass wir füreinander da sein können. Auf Dauer aber ist jede und jeder für die eigenen Stimmungen und Gefühlszustände selbst verantwortlich. Mit den folgenden Impulsen kannst du deine Freundschaft mit dir selbst vertiefen – und eine gute Freundin, ein guter Freund ist bekanntermaßen ideal für die Stimmung.

Was macht eine Freundschaft aus? Ich würde sagen, Freunde tun sich gut. Sie achten aufeinander und möchten, dass es dem jeweils anderen gut geht. Sie bestärken einander, sehen das Schöne im anderen und verzeihen problemlos kleine Schwächen. Wie wäre es, mit genau dieser Haltung für sich selbst da zu sein?

»WAS KÖNNTE MIR JETZT GUTTUN?«

Diese Frage kannst du dir eigentlich immer stellen. Vielleicht regelmäßig jeden Abend. Vor allem aber immer dann, wenn du merkst, dass du dich belastet fühlst. »Was kann ich jetzt für mich tun? Was würde mir jetzt helfen?«

Probier es doch gleich einmal aus. Vielleicht schließt du die Augen dabei, atmest einmal tief durch und fragst dich dann mit ehrlichem Interesse: »Was könnte mir jetzt guttun?«

Warte in Ruhe, welche Antwort dir einfällt. Vielleicht weißt du es einfach, du erinnerst dich an etwas oder siehst ein Bild vor dir. Das kann ganz unterschiedlich sein.

Wir stellen uns solche einfachen und liebevollen Fragen viel zu selten. Doch du kannst es jetzt täglich tun.

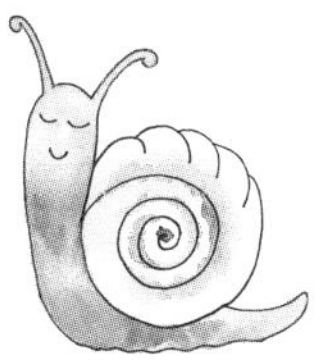

SO VIELES, WAS DU FÜR DICH TUN KANNST

Hier sind ein paar Beispiele, was dir in den Sinn kommen könnte, wenn du dich fragst, was dir jetzt guttun könnte. Dir fallen bestimmt noch viel mehr Dinge ein – und vielleicht schreibst du dir eine solche Liste in dein »Raus aus dem Schneckenhaus«-Tagebuch, damit du ein paar Ideen immer gleich parat hast.

- ein Spaziergang an der frischen Luft
- ein bestimmtes Musikstück, das in dir schöne Erinnerungen oder einfach eine gute Stimmung wachruft
- im Positiv-Tagebuch lesen oder schreiben (siehe Kapitel 2)
- in ein Café gehen
- ins Kino gehen
- einfach durch die Stadt bummeln
- die Küche aufräumen, für ein Gefühl von Ordnung im Leben
- etwas Gutes kochen oder irgendwohin essen gehen
- einen Film schauen, den du schon kennst und von dem du weißt, dass er dich positiv berührt
- jemanden anrufen
- jemandem eine Nachricht schicken, um sich auf einen Kaffee zu verabreden
- dir überlegen, was du an dir selbst schätzt und magst
- jemanden bitten, dich in den Arm zu nehmen
- dich selbst in den Arm nehmen (siehe nächste Seite)
- etwas schreiben, zeichnen, gärtnern oder was auch immer du gern tust
- in diesem Buch zufällig irgendeine Seite aufschlagen und den dortigen Text als Anregung nutzen
- einfach innehalten und atmend ganz bei dir selbst sein

STOPP! TU DIR NICHT LÄNGER WEH!

Manchmal reißen uns schwere Stimmungen einfach mit sich fort und wir schmoren in unserer Trauer, Gereiztheit oder Frustration. Manchmal baden wir in Selbstmitleid und oft finden wir erst nach einer ganzen Weile wieder aus einer solchen Missstimmung heraus. Erst einmal dauert es seine Zeit, bis wir es überhaupt bemerken. Und dann ist es auch nicht immer leicht, wieder auf einen aufsteigenden Ast zu kommen. Probier vielleicht einmal eine der beiden folgenden Möglichkeiten, die sich auch wunderbar nacheinander nutzen lassen.

STOPP! SICH NICHT LÄNGER WEHTUN!

Sobald du bemerkst, dass du schon seit einiger Zeit unbewusst innerlich tobst oder in einem Schmerz vergehst, sagst du: »Stopp!« Halte an! Unterleg dieses »Stopp!« am besten mit einer kraftvollen Geste, klatsche in die Hände oder stampfe mit dem Fuß auf. Mach dir selbst unmissverständlich klar, dass du dir nicht länger wehtun möchtest. Tu es liebevoll und klar.
Jetzt erlebst du wahrscheinlich einen Moment der Stille. Vielleicht musst du auch lachen. Wenn du einen Impuls hast, folge ihm, oder frage dich, was dir jetzt guttun könnte. Möglicherweise auch das Folgende.

SICH SELBST UMARMEN

Manchmal brauchen wir einfach Körperkontakt. Doch wenn niemand da ist, kann es auch wohltuend sein, sich selbst in den Arm zu nehmen und eine Weile zu halten. Vielen tut es gut, sich dabei ein Kissen an die Brust zu drücken und diese Art der Berührung zu spüren. Lächle dir innerlich zu. Leben ist nicht immer leicht und du tust dein Bestes.

VOM GUTEN UMGANG MIT GEFÜHLEN

Einsamkeit, so hatte ich es im ersten Kapitel beschrieben, ist ein innerer Zustand, eine Stimmungslage, letztlich ein Gefühl. Es ist daher das Wesentliche, dass wir mit Gefühlen umzugehen lernen. Die meisten von uns können das nicht gut, weil sie es nie gelernt haben. Als Kinder hatten wir meist einen ganz natürlichen gesunden Umgang mit unseren Gefühlen. Wir waren einfach wütend oder traurig, wenn uns danach war. Doch oftmals lagen Verbote darüber. Manche von uns sollten immer der fröhliche Sonnenschein sein und kaum jemand durfte seine Wut zeigen. So wurde unser emotionales Spektrum immer enger. Das Fühlen wurde uns suspekt.

Könnten wir einen natürlichen Umgang mit unseren Gefühlen zurückgewinnen, bräuchten wir keine Angst vor ihnen zu haben. Wir könnten sie einfach erleben, denn sie kommen und sie gehen auch wieder. Auch die Einsamkeit würde dann schon viel von ihrem Schrecken verlieren.

GEFÜHLE WIE GÄSTE BEHANDELN

Von Rumi, einem Dichter der Sufi-Tradition, gibt es ein sehr schönes Gedicht, das unsere Gefühle als Gäste beschreibt und uns selbst als das Gasthaus. Es ist wohl der klügste Umgang mit Gefühlen: Wir lassen zu, dass sie zu uns kommen, und dürfen wissen, dass sie auch wieder gehen. Wir heißen sie freundlich willkommen – wie Rumi das beschreibt.

Es gibt dazu auch eine sehr wirkungsvolle Übung, die Lucia Scholz, wie ich finde, auf eine besonders hilfreiche Weise ausgearbeitet hat. Ich kann sie dir sehr ans Herz legen, du kommst dir damit selbst auf eine sehr schöne Weise nahe.

Das Gasthaus

Ein Gasthaus ist dieses menschliche Dasein.
Jeden Tag eine Neuankunft.
Eine Freude, ein Kummer, eine Gemeinheit,
ein kurzes Achtsamsein kommt als
unerwarteter Gast. Heiße alle willkommen
und mach's allen schön!
Auch wenn sie ein Haufen Leiden sind,
die dir brutal alle Möbel rausfegen.
Egal. Behandle jeden Gast mit Respekt.
Vielleicht schafft gerade er in dir Platz
für ganz neue Wonnen.
Dem dunklen Gedanken, der Scham,
der Boshaftigkeit,
öffne allen mit Lachen die Tür
und lade sie ein, deine Gäste zu sein.
Sei dankbar für jeden, der kommt,
denn jeder wurde als Führer von oben
geschickt.

RUMI[8]

GEFÜHLE ALS GÄSTE WILLKOMMEN HEISSEN

Dies ist nun die Übung, die Lucia Scholz entwickelt und in ihrem leider nur noch antiquarisch erhältlichen Buch »Nutze die Kraft deiner Gefühle« beschrieben hat. Sie ist ganz einfach. Es sind lediglich drei Schritte vonnöten, diese sollten aber nicht abgespult, sondern ganz bewusst und aufmerksam vollzogen werden.

Wenn du ein Gefühl wahrnimmst – Traurigkeit vielleicht, Schwere, Einsamkeit oder auch Wut –, halte inne. Nimm dir einen Moment Zeit und geh die folgenden drei Schritte durch:

- Sag zuerst: »Hallo, Gefühl.« (Du begrüßt also das Gefühl. Und du kannst es dabei auch direkt benennen, zum Beispiel: »Hallo, Traurigkeit.« Oder: »Hallo, Einsamkeit.« Oder: »Hallo, eigentümliche Schwere.«)
- Im nächsten Schritt sagst du: »Willkommen.« (Du heißt das Gefühl also bei dir willkommen. Du nimmst es einfach wie einen Gast wahr, der zu dir gekommen ist.)
- Nun brauchst du nur abzuwarten. Dein Gefühl ist wie ein Gast, der sich bei dir aufhält, mit dem du aber nichts zu tun brauchst. Das Gefühl wird nach einer Zeit von allein schwächer oder es verschwindet ganz. Dann sagst du zu diesem Gefühl: »Danke, dass du da warst.«

Das ist schon alles. Du gehst mit dem Gefühl in Resonanz. Du lässt es einfach da sein und weißt, dass es auch wieder gehen wird. Bei den einen dauert das länger, bei anderen geht es schnell. Am Ende bleibt Frieden … Und irgendwann taucht das nächste Gefühl auf, mit dem du genauso umgehen kannst. Du lernst, dass Gefühle zwar manchmal überwältigend sein mögen, aber sie tun uns nichts. Sie können uns nicht verletzen, wenn wir sie einfach wie Gäste betrachten. Dann nehmen wir sie ernst, aber nicht zu ernst.

ALLE FACETTEN ERLAUBEN

Wenn du deine Gefühle wie Gäste annehmen kannst, brauchst du nicht mehr zu wählen, welches Gefühl du möchtest und welches nicht. Verhindern kannst du sie ohnehin nicht. Wenn du sie willkommen heißen kannst, dann werden sie auf eine erstaunliche Weise unpersönlich. Deine Gefühle sind nicht mehr du. Du hast diese Gefühle bei dir, du bist der Wirt oder die Wirtin. Und du bemerkst, dass die Gefühle von selbst wieder gehen. Nichts fühlst du ewig und immer. Stattdessen lernst du eine breite und reiche Palette an Fühlbarem kennen. Du lernst viel über dich und über uns Menschen allgemein.

»Ihre Gefühle bergen wahre Schätze, die Sie mit der Gefühle-sind-wie-Gäste-Methode heben.«[9]

Lucia Scholz

Auf diese Weise kommst du auf eine ganz neue Ebene der Freundschaft mit dir selbst und des Selbstwertgefühls. Du brauchst nicht mehr sortieren, was gut und was schlecht ist. Wir alle erleben von Zeit zu Zeit Gefühle der Ohnmacht, der Trauer, der Scham, der Schuld und eben auch der Einsamkeit. Sie gehören zum Leben dazu. Und es kann deinen Wert unterstreichen, dass du nicht dagegen ankämpfen musst. Du heißt diese Gefühle ebenso wie die Freude, das Glück, die Verbundenheit und das Wohlwollen als Gäste willkommen. Du erlebst sie, wenn sie zu dir zu Besuch kommen. Und nach einer Zeit verabschieden sie sich wieder. Du als Wirtin oder Wirt aber bleibst. Du hast so viel Raum in dir und in deinem Leben, dass du dich von ein paar Gästen nicht beunruhigen lassen musst. Du sagst: »Hallo«, »Willkommen« und »Danke«.

Kapitel sechs

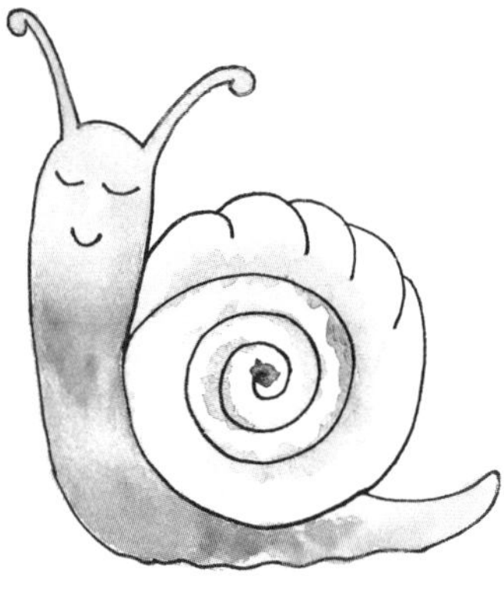

Verbundenheit spüren

Wir brauchen Verbundenheit wie die Luft zum Atmen. Doch sie kann sich deutlich vielfältiger zeigen, als wir meist glauben. Wer mit Partnerschaft, Freundschaft oder Geselligkeit ein bisschen aus der Übung ist, kann sich mit ganz einfachen Schritten wieder an ein engeres menschliches Miteinander heranbewegen. So viele Möglichkeiten gibt es, in Resonanz zu gehen und sich als verbunden zu erleben.

RESONANZ IST DAS GEHEIMNIS

Wir sehnen uns nach Erfüllung im Miteinander – und wir suchen sie meistens in einer Paarbeziehung oder zumindest in tiefen, am besten langjährigen Freundschaften. Wenn gerade keines von beiden gegeben ist oder wenn es zwar da ist, uns aber nicht erfüllt, empfinden wir einen schmerzhaften Mangel. Wir wissen, dass sich so leicht eine gute Partnerschaft oder Freundschaft nicht herstellen lässt. Der Schritt bis dorthin wäre einfach zu weit, um ihn auf einmal zu schaffen.

Das heißt aber nicht, dass wir einsam und unerfüllt bleiben müssen. Wir können die ersehnte Erfüllung Schritt für Schritt finden und der Weg dorthin kann uns über Etappen führen, die wir so gar nicht erwartet hatten. Sie sind bereits erfüllend, noch lange, bevor wir unser Ziel ausmachen könnten.

Was wir wollen,
sind gute Gefühle.

Ganz pragmatisch gedacht: Was möchten wir im Leben haben? Wir wollen uns gut fühlen. Wir wollen die guten Gefühle jenseits der Einsamkeit. Wir wollen die guten Gefühle, die mit der Art von Miteinander verbunden sind, das wir uns wünschen. Doch wenn das Angestrebte momentan nicht erreichbar ist – müssen wir uns dann schlecht fühlen? Wie wäre es, wenn wir auf andere Weise für Verbundenheitsgefühle sorgen? Zumindest vorübergehend? Wenn wir wieder offen und durchlässig werden statt verschlossen? Wenn wir Verbundenheit mit all den guten Empfindungen suchen, aber nicht sofort und unbedingt in einer intimen und engen Beziehung?

SANFT BEGINNEN

Manchmal hat mir jemand in der Zeit, in der ich außergewöhnlich viel allein war, geraten, endlich wieder mehr »unter Leute« zu gehen, denn es sei nicht gut, so wenig Kontakt zu haben. In mir hat sich in diesen Momenten alles verschlossen. Mich ärgerte dieser Rat, da er mir das Gefühl gab, falsch zu sein. Offensichtlich war ich noch nicht so weit, mich wieder mehr auf Kontakte und Beziehungen einzulassen. Heute weiß ich: Der Sprung wäre zu groß gewesen.

Was ich erst nach und nach bemerkte, war, dass ich auf andere Weisen Verbundenheit erlebte. Ich war nach einer schweren Krise aufs Land gezogen und ging jeden Tag an einen See, spazierte durch den Wald und kam so nach und nach wieder zu mir.

Wir Menschen brauchen dringend ein Gegenüber, ein Du, mit dem wir »schwingen«, mit dem wir in Resonanz gehen können.

Bei mir war das Du in dieser Lebensphase die Natur geworden. Etwas anderes war damals schwierig für mich. Doch ich konnte mich durch mein tägliches Draußen-Sein nach und nach wieder öffnen und immer mehr Verbundenheit zulassen. Ich habe – wie ich erst im Nachhinein bemerkte – ganz sanft wieder damit angefangen, mich zu verbinden. Und ich habe auf diesem Weg das Alleinsein so sehr zu schätzen gelernt, dass ich es nicht mehr fürchte und deswegen auch kaum noch Einsamkeit verspüre. Mittlerweile lebe ich stärker das Wir und das Miteinander.

Verbundenheit ist entscheidend, daran besteht kein Zweifel. Doch sie kann deutlich vielfältiger gelebt werden, als wir meistens denken. Sie kann weit über Partnerschaft und Freundschaft hinausgehen. Wichtig ist die Resonanz. Der Soziologe

Hartmut Rosa macht in Vorträgen und in seinem Buch mit dem Titel »Resonanz« deutlich, dass das Miteinander-Schwingen für unser Wohlbefinden wichtig ist, ja dass es uns gesund und vital hält. Stell dir nur vor, wie unangenehm es ist, wenn wir mit jemandem zu tun haben, von dem nichts zurückkommt. Keine Regung, kein Lächeln – wir erfahren keine Resonanz. Meist werden wir dann selbst kühl oder sogar unfreundlich. Doch wenn sich eine der beiden Seiten öffnet, beginnt es meist zu fließen.

In einem solchen Fließen zwischen zwei Menschen kann sich Verbundenheit zeigen. Auch wenn sie nur einen Moment dauert, macht sie uns gute Gefühle. Diese geben uns dann den Schwung, auch in der nächsten Begegnung offen zu sein und vielleicht einen kleinen Smalltalk zu beginnen. So schaffen wir uns Augenblicke voller guter Empfindungen.

UNENDLICHE VIELFALT IN DER VERBUNDENHEIT

In Resonanz gehen und uns verbunden fühlen können wir auf unzählig viele Arten. Ich bin mir sicher, dass du deine eigenen Arten bereits pflegst. Nur ist es dir vielleicht noch nicht unter diesem Blickwinkel bewusst. Es ist fast egal, wie weit wir uns aus dem Sozialen zurückgezogen haben mögen, immer gibt es kleine Begegnungen und die Chance auf Verbundenheit. Sie kann wie beschrieben mit der Natur erlebt werden, in einem kurzen Austausch mit der Briefträgerin und im tiefen Mitfühlen mit einem Dichter, dessen Werke wir lesen.

Das klingt bescheiden? Ja, möglicherweise ist das bescheiden. Es ist nicht die große Romanze, doch um die geht es auch nicht unbedingt. Wenn wir uns zurückgezogen und vielleicht sogar isoliert haben, dann gilt es zunächst erst einmal wieder resonant zu werden, offen für ein Du. Wenn wir kleine Begegnungen wirklich erleben und die dadurch ausgelösten guten

Gefühle zulassen, kann das die Aufwärtsspirale in Gang bringen, die uns zu immer intensiveren Wir-Gefühlen tragen kann. Ein gutes Gefühl ist ein gutes Gefühl. Unser Gehirn macht keinen Unterschied, woher es kommt. Es stellt uns Glückshormone bereit, die uns im Leben nicht nur freudiger, sondern auch offener und mutiger werden lassen.

In den folgenden beiden Reflexionen möchte ich dich anregen, über deine Verbundenheiten nachzudenken. Vielleicht schreibst du dir dazu gleich deine Listen mit allem, was dir dazu einfällt. Wenn du dann weiterliest, findest du eine Liste möglicher Verbundenheiten, die ich kenne und die mir einfallen. Möglicherweise fühlst du dich davon angeregt, deine eigene Aufzählung noch zu erweitern.

IM KLEINEN ODER GROSSEN VERBUNDEN

Lass dich gern selbst überraschen, was dir zu den folgenden Fragen alles in den Sinn kommt.

Mit wem und womit fühlst du dich verbunden?

Forsche einmal mit Kopf und Herz nach, wo du überall Verbundenheit spürst. Wer oder was liegt dir am Herzen? Mit welchen Menschen, Tieren, Kunstwerken, Dingen fühlst du dich wohl? Wer oder was bedeutet dir etwas?

Und wo lässt sie sich ausbauen?

Nachdem du die letzten Seiten zum Thema Verbundenheit gelesen hast und dir auch einige Gedanken darüber gemacht hast, die du vorher nicht so kanntest: Welche Art von Verbundenheit könntest du intensivieren? Wo könntest du Nähe aufbauen, wo würde dir das leichtfallen? Und welche Art von Verbundenheit möchtest du wagen, auch wenn es dir vielleicht heute und morgen noch nicht möglich ist?

VERBUNDEN IN ALLERGRÖSSTER VIELFALT

Eine Auswahl, womit wir uns verbunden fühlen können:

- mit Freunden, Partner, Partnerin, der Familie – natürlich
- mit verstorbenen Verwandten und Freunden
- mit Nachbarn und Kolleginnen
- mit einem Haustier, der Nachbarkatze oder den Schwänen, die sich auf dem Teich im Park gern füttern lassen
- für Momente mit einem Menschen, der uns in der Fußgängerzone angelächelt oder uns im Café die Tür aufhält
- mit Gegenständen, die uns etwas bedeuten, beispielsweise mit einer schön getöpferten Tasse
- mit einer Schriftstellerin oder einem Lyriker, deren Werk wir sehr schätzen – wenn wir darin lesen, fühlen wir uns eigentümlich verstanden, auch wenn der oder die Schreibende vielleicht schon lange tot ist
- mit Menschen, die eine ähnliche Einstellung zum Leben haben wie wir, auch wenn wir uns nie begegnet sind
- mit einem Wald oder einzelnen Bäumen in der Stadt, mit einem Berg, einer Landschaft oder wie in meinem Fall mit mehreren Seen und Flüssen
- mit Städten oder Sehenswürdigkeiten irgendwo auf der Welt
- mit Menschen, denen wir irgendwann einmal nahe waren
- mit Menschen, mit denen wir irgendwann, irgendwo einmal einen schönen gemeinsamen Moment erleben durften oder von denen wir etwas Wesentliches lernen konnten
- mit Menschen, die einer ähnlichen Leidenschaft frönen, einer Sportart, einer Küche wie der französischen oder der südindischen, einer Handarbeitskunst oder Musikrichtung
- und in den richtiggehend heiligen Momenten vielleicht mit dem Leben selbst, mit dem großen Ganzen

Niemand ist je wirklich allein. Immer sind wir umgeben von Menschen und deren Werken, von Kultur und Natur. Selbst in unserem Kopf sind die anderen: in Worten und Erinnerungen an gemeinsam Erlebtes.

DAS FÜR DICH GENAU RICHTIGE MASS

Vielleicht erinnerst du dich an meine Frage im ersten Kapitel, welcher Typus du eher bist: Bist du gern allein und es würde dir gar nicht gefallen, wenn du immer Menschen um dich herum hättest? Oder bist du gar nicht gern für dich, sondern am liebsten immer mit anderen zusammen?

Gemeinschaft, Gesellschaft, Verbundenheit brauchen wir alle. Aber wir brauchen sie individuell in einem unterschiedlichen Maß. So legen beispielsweise einige sehr naturverbundene Menschen nicht so viel Wert auf einen täglichen Austausch mit Vertretern ihrer Spezies. Für einen Partygänger oder totalen Familienmenschen kaum vorstellbar. Doch viele sind bereits mit »Mini-Momenten« der Liebe glücklich. So nennt Barbara Fredrickson, die schon erwähnte Vertreterin der Positiven Psychologie, diese Augenblicke, in denen uns durch ein Lächeln auf der Straße oder eine nette Geste im Bus gute Gefühle durchströmen. Andere brauchen den sicheren Hafen einer Partnerschaft, um sich als glücklich bezeichnen zu können. Es ist individuell unterschiedlich und daher wichtig, nach der Art von Leben Ausschau zu halten, das zu uns passt.

WACHSTUM UND VERBUNDENHEIT

Es gibt zwei Bedürfnisse auf psychologischer Ebene, die uns ein Leben lang begleiten. Da ist zum einen das Streben nach Wachstum, nach Weiterentwicklung, nach Vorangehen. Auf der anderen Seite brauchen wir die Verbundenheit, das Miteinander, die Geborgenheit bei und mit anderen. Beides ist gar nicht so leicht zu vereinen. Denn wenn wir uns intensiv weiterentwickeln, neue Wege gehen und vieles ausprobieren, kann es passieren, dass wir einsam werden. Wir verlieren Weggefährten und Menschen, die nicht mit uns Schritt halten können oder sich in eine andere Richtung entwickeln. Sind wir hingegen sehr stark auf die Verbundenheit ausgerichtet, kann es passieren, dass unser persönliches Wachstum zu kurz kommt und wir ein wenig auf der Stelle treten.

Die Balance von Wachstum und Verbundenheit ist sehr wichtig – und sie ist individuell.

Wie viel Wachstum und damit auch Freiheit und Für-sich-Sein du brauchst und wie viel Verbundenheit, das kannst nur du selbst herausfinden. Wenn du zu diesem Buch gegriffen hast, fehlt es dir wahrscheinlich an Verbundenheit und du kannst all die Impulse hier nutzen, sich mehr davon in dein Leben zu holen. Du kannst – wie am Anfang dieses Kapitels beschrieben – Verbundenheit im Kleinen entdecken und nach und nach auf weitere Bereiche und Menschen ausdehnen.

Wenn du dabei dich selbst und dein Wohlbefinden zum Maßstab nimmst, wirst du mit der Zeit die richtige Balance finden. So sehr uns andere Menschen inspirieren und auch korrigieren können, wir müssen unseren eigenen Weg gehen. Lass dich daher nicht irritieren, wenn andere Menschen oder auch einige Bücher oder Zeitschriftenartikel von dir ein Maß an Geselligkeit fordern, das einfach nicht zu dir passt. Doch sei aufmerksam, dass du dich selbst nicht belügst. Ich beispielsweise weiß noch, dass ich am Anfang meiner Forschungszeit zu unserem Thema das Alleinsein richtiggehend verherrlicht habe, weil ich mir nicht eingestehen wollte, dass es mir oftmals auch an Miteinander fehlte. Wenn das richtige Maß gefunden ist, fühlst du dich ehrlich »richtig« und wohl.

Kapitel sieben

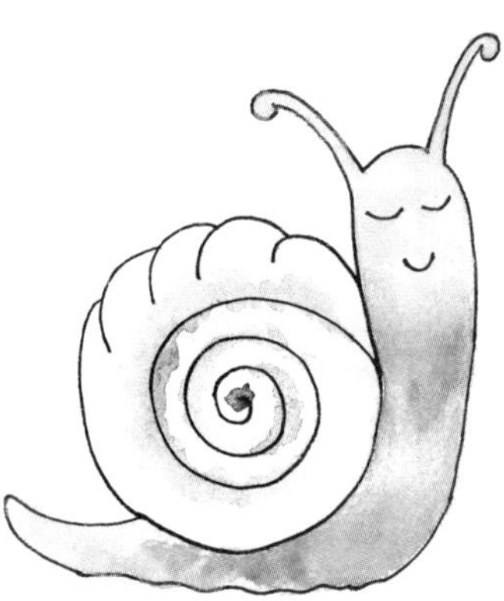

Kontakte (be-)leben

Wieder »rausgehen«, das ist wohl der häufigste Rat, den wir hören, wenn wir uns einsam fühlen. Hier kommt er erst in der zweiten Hälfte des Buches, denn jetzt bist du viel besser darauf vorbereitet. Bleib gern dennoch behutsam und suche immer den Grad an Kontakt und an Für-sich-Sein, der dir möglichst guttut.

SICH INNERLICH AUF BEGEGNUNGEN EINSTELLEN

Erinnerst du dich noch an die kleine Übung aus Kapitel 2, die ich als den wohl wichtigsten Impuls bezeichnet hatte, den ich dir in diesem Buch geben kann? Vielleicht hast du diese Anregung auch schon umgesetzt und führst mittlerweile ein Positiv-Tagebuch, in das du jeden Abend mindestens fünf Dinge einträgst, die dich gefreut haben, für die du dankbar bist, die besser liefen als gedacht oder Ähnliches. In der Positiven Psychologie sagt man, dass unser Leben durch diese simple Übung, wenn sie regelmäßig durchgeführt wird, in eine Aufwärtsspirale kommen kann. Ich hatte dir die vielen Vorzüge dieser Praxis beschrieben.

Wenn wir uns auf das Positive fokussieren – was wir mit einer solchen Übung tun –, passiert es ganz natürlich, dass sich dieses Positive in unserem Leben vermehrt. Wir können uns aber auch auf etwas anderes fokussieren und durch unsere Aufmerksamkeit genau das in unserem Leben intensivieren. Was liegt also näher, als ein Positiv-Tagebuch der Begegnungen und Kontakte zu führen?

DAS POSITIV-TAGEBUCH DER BEGEGNUNGEN

Notiere dir jeden Abend mindestens drei kleine oder intensivere Begegnungen, die du an diesem Tag hattest. Wink bitte nicht gleich ab, wenn du meinst, da wäre nichts Nennenswertes. Geh auf die Suche. Streif in Gedanken noch einmal durch diesen Tag und prüfe, ob da nicht doch Momente von Verbundenheit gelebt wurden.

Kaum Kontakte?

Wenn du dich in deinem Schneckenhaus schon recht lange eingerichtet hast, dann blicke auf ganz kleine Kontakte – vielleicht das Lächeln der Bäckereiverkäuferin, ein fremder Hund, der beim Spazieren freudig auf dich zukam, dass du kurz mit dem Postboten geplaudert hast oder schon mal eine Telefonnummer oder E-Mail-Adresse von einer früheren Bekannten herausgesucht hast, die du kontaktieren willst.

Bist du viel in Kontakt und dennoch einsam?

Wenn du recht viele Kontakte hast, dich aber dennoch einsam fühlst, weil dich diese Kontakte nicht erfüllen, kannst du ähnlich kleine Dinge aufschreiben wie eben beschrieben. Und du kannst nach Momenten suchen, bei denen sich in deinen üblichen Kontakten eine echte Begegnung ereignete. Notiere Augenblicke, wo du dich wirklich gesehen oder verstanden fühltest. Momente, die dich aus deiner Einsamkeit herauslocken könnten. Genau die Art von Begegnung, die du gern leben möchtest.

Einsam in Beziehung?

Ähnlich, wenn du in einer Partnerschaft lebst und dich dabei einsam fühlst. Geh auf die Suche nach den kleinen Momenten mit größerer Intensität mit deinem Partner oder deiner Partnerin. Achte auf die winzigen oder auch größeren Momente, in denen du dich mit dem oder der anderen wirklich verbunden fühlst.

Vielleicht sagst du jetzt: »Ach, da gibt es schon lange nichts mehr.« Möglicherweise ist das so. Vielleicht aber übersiehst du auch, wo es doch Verbundenheit und Nähe gibt. Probier es aus. Gibt dir diese Chance auf Veränderung. Du wirst aktiv, variierst deinen Fokus – und dann lässt du dich überraschen.

KONTAKTE BELEBEN UND »WIEDERBELEBEN«

Du bist an dieser Stelle des Buches angekommen, hast vielleicht zumindest den Großteil gelesen und dich auch von einigen Anregungen inspirieren lassen. Dann bist du jetzt bestens vorbereitet, auf deine ganz individuelle Weise wieder (oder wieder mehr) »unter Leute« zu gehen. Ich gehe auch davon aus, dass sich auf deinem Weg bis zu diesem Kapitel bereits einige neue Begegnungen ergeben oder alte Kontakte wieder belebt oder intensiviert haben.

Nun kommt es vor allem darauf an, worum es dir geht:

- Mangelt es dir an Quantität in Sachen Beziehungen? Hast du also einfach zu wenige Kontakte, triffst du zu selten Menschen und kommst du zu wenig ins Gespräch mit anderen? Dann geht es für dich wohl darum, frühere Kontakte daraufhin zu prüfen, ob du sie »wiederbeleben« möchtest. Und du könntest beginnen, neue Begegnungen zu suchen. Zu beidem gleich mehr.
- Oder mangelt es dir deinen Empfinden nach an Qualität in Sachen Beziehungen? Hast du also Beziehungen, lebst vielleicht sogar in Partnerschaft oder Familie, fühlst dich aber mit der Art des Miteinanders nicht wohl? Ist es vielleicht zu kühl, zu langweilig, besteht ein unterschwellig oder offen aggressives Klima oder ist das Miteinander ein Nebeneinanderher geworden. Vielleicht trifft man sich kaum? In solchen Fällen dürfte es vorrangig darum gehen, die bestehenden Kontakte und Beziehungen auf eine neue Qualitätsstufe zu heben. Auch dazu findest du im Folgenden einige Ideen sowie im Kapitel 8 zur Partnerschaft.

DER BLICK ZURÜCK – UND INS ADRESSBUCH

An dieser Stelle könnte deine Recherche beginnen, wie es um die Kontakte in deinem Leben tatsächlich steht. Insbesondere wenn du zu wenige Menschen triffst und mit kaum jemandem im Austausch stehst, kann das ein großer Schritt heraus aus dem Schneckenhaus sein.

- Nimm dir ein Verzeichnis deiner Kontakte zur Hand. Vielleicht hast du ein Adressbüchlein oder du nutzt die Kontaktliste, die du in deinem Smartphone findest. Auch ein E-Mail-Verzeichnis auf deinem Computer ist hilfreich. Wenn du so etwas nicht hast, blättere durch deine Erinnerungen.
- Geh in Ruhe alle Kontakte durch. Denk kurz an die einzelnen Menschen und frage dich: Möchtest du zu dieser Person wieder Kontakt aufnehmen? Wenn ja, schreib den Namen auf und wie du sie erreichen kannst.
- Denk in diesem ersten Schritt noch nicht so sehr über die Realisierbarkeit nach. Es geht erst einmal darum, zu wissen, mit wem du erneut in Beziehung treten willst.

WAS HAT KONTAKTE BEENDET?

Es kann durchaus emotional werden, wenn du den eben beschriebenen Schritt setzt. Mit jedem Menschen, der einmal in dein Leben kam und so Eingang in dein Adressverzeichnis gefunden hat, ist irgendeine Geschichte verbunden, die dir jetzt wieder bewusst wird. Wenn du merkst, dass dich das überfordert, schau vielleicht, ob es jemanden in deinem Leben gibt, mit dem du deine Kontakte gemeinsam durchgehen könntest. Das macht es leichter und du kannst dich gleich auch darüber unterhalten, warum bestimmte Menschen in deinem Alltag keine Rolle mehr spielen. Denn das ist die nächste interessante Frage: Was hat Kontakte beendet?

WAS WAR SCHWIERIG?

Schau dir einmal die kurze oder längere Liste der Menschen an, bei denen du spürst, dass du die Freundschaft oder Bekanntschaft gern wieder in deinem Leben hättest. Denk an die gemeinsame Zeit und frage dich, warum dieser Kontakt eingeschlafen ist oder aktiv beendet wurde. Was war passiert?

Vielleicht stellst du fest, dass eigentlich nichts geschehen ist, kein großer Streit, kein bewusstes Ade. Möglicherweise hast du dich zurückgezogen, möglicherweise die andere Person. Du könntest diesen Menschen also erneut ansprechen. Einen Versuch ist es wert, wenn du das möchtest.

Wenn du merkst, dass ernsthafte Vorwürfe oder Auseinandersetzungen zum Ende dieser Beziehung geführt haben, kann es sein, dass du heute die Chance siehst, das damals Problematische zu klären. Bist du dazu bereit? Spürst du vielleicht sogar Erleichterung und Vorfreude, wenn du daran denkst, dass das möglich sein könnte?

Welchen oder welche Menschen auf deine Liste möchtest du kontaktieren, um zu prüfen, ob sich die Freundschaft oder Bekanntschaft wiederaufnehmen lässt?

DEN SCHRITT WAGEN

Wie empfindest du die Aussicht, die erste Person auf deiner Liste anzusprechen, anzurufen oder anzuschreiben? Vielleicht ist es dir wie Schuppen von den Augen gefallen, dass dies ja gar nicht so schwierig ist, und du tust es einfach. Oder du spürst zwar den Wunsch, wieder mit diesem Menschen in Beziehung zu treten, bist aber doch recht aufgeregt. Vielleicht weißt du auch gar nicht, wie du vorgehen könntest. Dazu ein paar Hinweise oder Ideen, die du für dich prüfen kannst, um den für dich richtigen Einstieg zu finden.

WIE LÄSST SICH BEGINNEN?

Du erinnerst dich an einen Menschen, mit dem du gern wieder in Kontakt treten würdest. Du hast bereits darüber nachgedacht, warum dieser Kontakt irgendwann geendet hat. Davon hängt es nun natürlich ab, wie du ihn wiederaufnehmen könntest.

- Ist das damalige Miteinander irgendwie eingeschlafen, kannst du dich einfach melden. Zwanglos und ehrlich dürfte das am besten funktionieren. Vielleicht schickst du eine Textnachricht, eine Mail, eine Postkarte oder du rufst an. Im Sinne von: »Ich denke manchmal an dich und würde mich freuen, wieder von dir zu hören. Wie geht es dir?«
- Gab es Missverständnisse oder Streit, kannst du deine Bereitschaft äußern, das damals Gewesene miteinander zu klären. Vielleicht blickst du heute ganz anders darauf, hast möglicherweise auch deinen Teil an der Unstimmigkeit erkannt und der Ärger ist längst verraucht. Zeit also, sich bei der anderen Person zu melden und zu signalisieren: »Ich würde den alten Zwist zwischen uns gern aus dem Weg räumen. Wir hatten davor eine schöne Freundschaft/Bekanntschaft. Wie geht es dir damit?«
- Gab es wirklich ernsthaften Streit, müsstest du überlegen, ob du den Eindruck hast, dass er jetzt aufgelöst und befriedet werden könnte. Wenn ja, dann mach doch den ersten Schritt. Freundschaften sind nach einem wirklich ehrlich und in der Tiefe aufgelösten Krisenthema oft umso tiefer.
- Hat dich die andere Person am Ende einer Freundschaft oder vielleicht auch Partnerschaft ernsthaft und verletzt »in die Wüste geschickt«, also wirklich betont, dass sie keinen Kontakt mehr möchte, muss das möglicherweise einfach akzeptiert werden.

MUT FÜR DIE KONTAKTAUFNAHME

Wir sind hier auf dem sicherlich sensibelsten Streckenabschnitt unseres Weges heraus aus dem Schneckenhaus unterwegs. Geh daher auch hier sanft mit dir um und verfolge die Erfüllung deiner Wünsche nach mehr Verbundenheit mit anderen Menschen beharrlich, aber doch entspannt und niemals verbissen. Es kann nötig werden, sich frühere Verletzungen anzuschauen und sie möglicherweise auch mit professioneller Hilfe abheilen zu lassen, wenn die Zeit diese Wunden noch nicht geheilt hat.

Ich möchte dir hier noch zwei Reflexionen anbieten, die mir selbst geholfen haben, mein Vertrauen zu stärken: in andere Menschen und in meine Möglichkeiten, auf eine gute Weise mit ihnen in Kontakt zu sein.

WELCHES MISSTRAUEN WAR UNBEGRÜNDET?

Wir sind oft misstrauisch anderen gegenüber, erwarten, dass sie schlecht über uns denken und eigentlich nichts mit uns zu tun haben wollen. Doch stimmt das? Schreib dir doch einmal eine Liste mit Momenten, in denen du festgestellt hast, dass sich dein Misstrauen anderen gegenüber nicht bestätigt hat. Du kannst eine solche Liste auch über eine längere Zeit führen und dich beispielsweise jeden Abend fragen: Welches Misstrauen war heute unbegründet?

Wann haben andere Menschen geholfen?

Auch diese Frage ist eine schöne stärkende Liste wert: Wann hast du Gutes von anderen Menschen erfahren? Geh gern durch alle Phasen deines Lebens. Und lass dich nicht von den Momenten ablenken, in denen du Schwieriges erfahren hast. Wo gab es Trost, Verständnis, Hilfsangebote? Wo haben andere dich positiv überrascht?

NEUE KONTAKTE SUCHEN UND FINDEN

Viele sind heute der Ansicht, dass wir nur noch im Internet Menschen kennenlernen und Freundschaften entwickeln können. Und natürlich kannst du dort auf die Suche gehen. Es gibt Plattformen für alles nur Denkbare, für Partnerschaften, Freundschaften, Liebschaften, für den Austausch zu den unterschiedlichsten Themen. Du könntest sogar selbst einen Blog beginnen und andere Menschen zum Kommentieren einladen. Du könntest eine Seite im Internet initiieren, auf der sich Menschen austauschen können, die die Einsamkeit intensiv kennen.

Genieße jede Begegnung,
statt unbedingt mehr zu wollen.
Zwanglos ergibt sich oft am meisten.

Auch das reale physische Leben bietet uns nach wie vor ausreichend Möglichkeiten, mit anderen Menschen zusammenzukommen. Da sind die kleinen Zufallskontakte, die, wie du weißt, auch die schönen Gefühle der Verbundenheit in uns auslösen können. Aber da sind auch die anderen Menschen am Arbeitsplatz oder im Fitnesscenter, denen du dich öffnen kannst. Du könntest zudem all die Räume aufsuchen, in denen sich Gleichgesinnte bewegen. Workshops zu den unterschiedlichsten Themen, kulturelle Veranstaltungen und Podiumsdiskussionen, Lesungen, Selbsthilfegruppen, Vernissagen, Vereine, gemeinnützig arbeitende Gruppen und was dir noch alles einfallen mag. Wohin zieht es dich? Wo, denkst du, kannst du Menschen treffen, die zu dir passen dürften?

GEH TESTWEISE »RAUS«

Mit all der Vorbereitung, die wir in den vergangenen Kapiteln geleistet haben, dürfte es dir sicherlich schon sehr viel leichter fallen, Ausflüge und Erkundungstouren außerhalb deines Schneckenhauses zu unternehmen. Wenn du dich tatsächlich ein wenig isoliert hattest, darfst du wissen, dass dir dein Schneckenhaus immer zur Verfügung steht. Den Rückzug auf dich selbst, das Für-sich-Sein hast du als Ressource dein Leben lang dabei.

Manchmal glauben wir, dass wir immer und ständig »unter Leuten« sein müssten, weil es so oft von uns verlangt wurde, dass wir »rausgehen«. Doch das Maß bestimmst du selbst. Je leichter es dir nach und nach fällt, mehr Zeit mit anderen zu verbringen, umso entspannter genießt du es dann auch, wieder einmal für dich zu sein. Es ist wichtig, in unserer aufregenden und aufreibenden Zeit Rückzugsorte und regelrechte Krafträume im eigenen Inneren zu haben. Eine solche innere Heimat hilft beim Regenerieren.

WAS WILLST DU WIRLKLICH?

Viel zu oft haben wir uns hineinreden lassen, was gut für uns ist. Viele Menschen haben sich ja genau deswegen zurückgezogen, weil sie bei Aktivitäten und in Beziehungen, die nicht zu ihnen passten, verletzt wurden. Wenn du nun Schritt für Schritt und mit Bögen und Umwegen dein Schneckenhaus zu verlassen beginnst, ist eine Frage ganz entscheidend: Was willst du wirklich? Wie möchtest du mit anderen sein?

Bring in alle Kontakte das Schönste und Beste hinein, das du geben kannst – in genau der Weise, wie du Beziehung leben willst. Wohlwollend, offen, wertschätzend, liebevoll. Wie heißt es so schön? Go for wonderful!

WENN EIN GANG HINAUS »SCHIEFGING«

Tagelang ärgern wir uns manchmal, wenn ein Telefonat oder eine Begegnung so richtig danebenging. Vielleicht werfen wir der anderen Person etwas vor: dass sie zu viel geredet hat, uns gar nicht richtig wahrgenommen hat, kein Interesse für uns gezeigt hat oder uns sogar mit Worten verletzte, ob ihr das nun bewusst war oder nicht. Wir sind im Nachklang verwirrt, wütend oder traurig. Fast noch schlimmer ist es, wenn wir uns eingestehen müssen, dass wir selbst es waren, die unsere Bauchschmerzen verursachten. Wir haben uns bei der Begegnung ungeschickt verhalten, in bestimmten Teilen des Gesprächs eher gestammelt als gesprochen, und die besten Antworten fielen uns natürlich erst hinterher ein, als wir wieder allein waren und über das Gewesene grübelten.

Es geht wohl allen gelegentlich so. Und fast immer lassen sich die Dinge wieder gerade biegen. Die nächste Begegnung verläuft so, als wäre nichts gewesen. Oder wir sprechen direkt an, was uns nach dem letzten Mal belastet hat, um nichts unter den Teppich zu kehren. Wenn wir allerdings unmittelbar dabei sind, aus unserem Schneckenhaus herauszukommen, wirken solche missglückten Kontaktaufnahmen wie ein Dämpfer und ein herber Rückschlag. Unter Umständen stellen wir sogar komplett infrage, dass wir in der Lage sein könnten, in ein Wir zu finden und Verbundenheit zu leben.

Lass dich von solchen Erfahrungen bitte nicht vom Weg abbringen. Im Leben werden wir wohl immer wieder hinfallen und wie das alte Sprichwort so schön sagt, ist das keine Schande. Wir sollten nur nicht liegen bleiben, sondern das Geschehene verdauen und neu beginnen.

NEU MUT FASSEN

Besinne dich neu darauf, dass du auf dem Weg bist, dein Schneckenhaus zu verlassen, und dass dieser Weg eben nicht immer geradeaus verläuft. Nutze dann alles, was dir hilft, wieder optimistisch und guter Stimmung zu sein.

Suche das Gespräch

Vielleicht ist ein klärendes Gespräch mit der Person möglich, mit der es etwas hakelig war. Wenn es ein vertrauter Mensch ist, kannst du dich sicherlich erklären und beschreiben, was du denkst und empfindest. Das funktioniert am besten, wenn du in der Ich-Form sprichst, auch wenn dich etwas am anderen gestört hat. Vorwürfe führen nur zu neuen Zerwürfnissen. Beschreibe, was in dir vorgegangen ist und wie du dich fühlst. So kommst du am leichtesten in ein klärendes Gespräch.
Wenn es dir aus irgendwelchen Gründen nicht möglich scheint, mit dieser Person direkt zu sprechen, gibt es vielleicht einen anderen Menschen, bei dem du dir etwas von der Seele reden kannst. Nicht nur kurzfristig hilfreich ist das, wenn du der Versuchung widerstehst, über den früheren Gesprächspartner zu schimpfen. Hol dir lieber ein ehrliches Feedback.

Motiviere dich neu

Lies unbedingt in deinem »Raus aus dem Schneckenhaus«-Tagebuch, was du zu den Impulsen aus Kapitel 4 und 5 geschrieben hast. Das erinnert dich an deine Stärken und stimmt dich wieder positiver. Oder nimm diese Reflexionen jetzt vor.

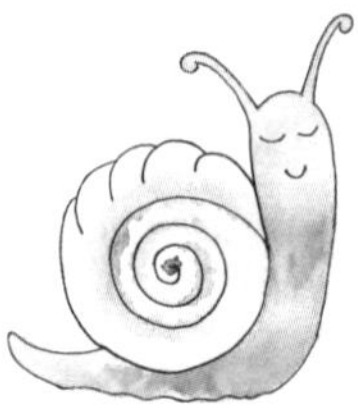

VIELLEICHT KLEIN, ABER FEIN: EIN SOZIALES NETZWERK

Vielleicht hast du es bislang versäumt, dir bewusst ein soziales Netzwerk aufzubauen. Einen Kreis von Menschen, denen du vertraust, mit denen du dich austauschen kannst, mit denen du Schönes unternehmen und auch einmal Trauriges besprechen kannst. Wir denken bei einem Netzwerk oft daran, dass es ein riesiger Freundes- und Bekanntenkreis sein muss. Doch das stimmt nicht. Meist sind es ein paar wenige, dafür aber wirklich gute Kontakte, die einen Menschen erfüllen. So ein soziales Netzwerk kann klein, sollte aber fein sein. Und du kannst in jedem Alter damit beginnen, es aufzubauen.

FEINE NETZE, TRAGFÄHIGE RINGE

Schreib dir am besten einmal auf, wen du zu deinem Netzwerk zählst. Das stärkt dein Bewusstsein dafür, dass du nicht allein bist. Vielleicht willst du es dir auch aufzeichnen: In der Mitte bist du und in Ringen um dich herum die anderen Menschen und Wesen, mit denen du dich verbunden fühlst. In den engeren Ringen nahe Vertraute, in den äußeren Bekannte und vielleicht auch Menschen, die dich professionell unterstützen, wie eine Therapeutin oder ein Heilpraktiker. Du kannst auch Städte, Kunstwerke, Seen, Bäume oder anderes aufnehmen, wie in Kapitel 6 zur Vielfalt von Verbundenheit besprochen.
Wenn du dafür begabt bist oder einfach Freude daran hast, kannst du dir eine ansprechende Collage oder eine Zeichnung anfertigen, die dein Netzwerk in den schönsten Farben zeigt. Regelmäßig kannst du es dann aktualisieren.

Kapitel acht

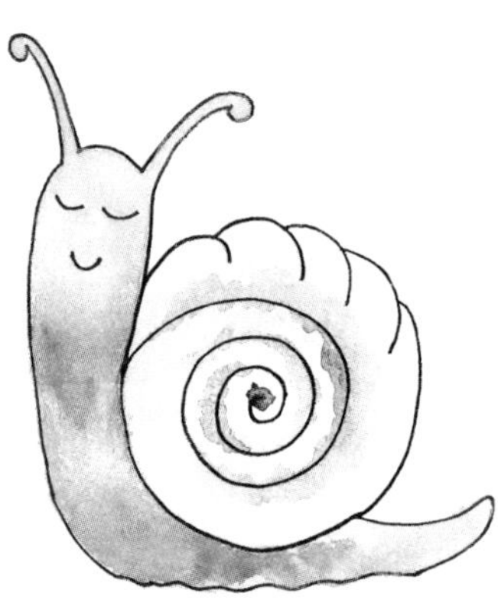

Ganz neu über Partnerschaft denken

Frühere Beziehungen und frühere Trennungen haben in den meisten Menschen ihre Spuren hinterlassen. Wunden erst einmal heilen zu lassen und sich bewusst zu fragen, was man eigentlich will und was man bei einem nächsten Mal anders machen könnte, heißt, eine Zeit allein bestens zu nutzen. Auch wer sich in einer Partnerschaft einsam fühlt, kann sich sortieren und die Weichen dort auf mehr Verbundenheit stellen.

DIE GROSSE SEHNSUCHT FAST ALLER MENSCHEN

Die allermeisten wünschen sich eine harmonische und lebendige Paarbeziehung. Einsamkeit wäre dort natürlich kein Thema. Wenn du dich einsam fühlst, kennst du diese Sehnsucht sicherlich auch. Vielleicht hast du deinen Partner oder deine Partnerin verloren, bist verwitwet oder geschieden, getrennt. Oder du gehörst zu den Menschen, die sich nie so nah auf jemand anderen eingelassen haben und vielleicht auch gar nicht (oder gar nicht mehr) davon träumen.

Im Rahmen dieses Buches, in dem ich dir möglichst breit gefächert Impulse für den Weg heraus aus der Einsamkeit geben möchte, ist natürlich nicht ausreichend Platz für das große Thema Partnerschaft. Zumal die Verknüpfung zur Einsamkeit aus ganz unterschiedlichen Lebenssituationen heraus bestehen kann: Menschen können sich einsam fühlen, weil sie keinen Partner oder keine Partnerin finden. Sie können einsam sein, weil sie den liebsten Menschen ihres Lebens auf die eine oder andere Weise verloren haben. Und sie können in einer Partnerschaft Einsamkeit erleben. Ich möchte versuchen, ein paar wenige Punkte mit dir zu teilen, die aus meiner Erfahrung immer wichtig sein dürften, wenn es um Partnerschaft geht.

DER WUNSCH NACH ZWEISAMKEIT

Ich brauche dir sicherlich nicht zu erzählen, dass du über die unterschiedlichen Internetplattformen einen Partner oder eine Partnerin finden kannst, so wie das heute sehr viele Menschen tun. Nach wie vor funktioniert es aber zum Glück auch offline, im ganz realen Lebensalltag. Zweifellos hat es viel mit unserer persönlichen emotionalen Verfassung und unserer Art zu denken zu tun, ob wir für einen anderen Menschen und eine große Nähe offen und bereit sind. Eine positive Lebenshaltung und damit auch Ausstrahlung ist zweifellos auch hier von Vorteil – und wir können uns, wie du gesehen hast, aktiv selbst darum kümmern.

Immer wieder gilt:
Zuerst die eigene Gestimmtheit erhöhen.
Das macht alles leichter.

Gefühle der Einsamkeit, mit denen wir uns nach einer harmonischen Partnerschaft sehnen, können uns dazu aufrufen, diesen Lebensbereich genauer zu untersuchen. Nicht wenige Menschen fliehen vor der Einsamkeit von einer Beziehung in die nächste. Oft laufen diese nach einem bestimmten Muster ab, das sich von Mal zu Mal wiederholt. Eine bewusst eingelegte Pause kann diesen Zyklus unterbrechen, sodass bestenfalls etwas Neues entstehen kann und die Einsamkeit von selbst verschwindet. In einer solchen Pause können wir alte seelische Verletzungen heilen und Klarheit in unser Inneres bringen – letztlich genau so, wie du es tust, wenn du mit diesem Buch arbeitest.

KLARHEIT IM WOLLEN

Ob du eine Partnerschaft willst oder nicht, ob du in einer lebst oder nicht – vielleicht kann es anstehen, sich einmal darüber bewusst zu werden, was du eigentlich genau möchtest. Oft leben wir einfach das, was wir kennen, vielleicht von unseren Eltern oder aus den Hollywoodfilmen unserer Jugend. Doch wir haben heute so viel mehr Möglichkeiten, eine Paarbeziehung zu gestalten, als noch vor wenigen Jahrzehnten. Wir können entscheiden, ob wir mit jemandem zusammenwohnen wollen oder nicht, ob wir alles miteinander teilen oder uns nur gelegentlich für ein paar süße Stunden treffen, ob wir Familie wollen und wie wir das gemeinsame Leben, die Aufgabenteilung, die Finanzen und so weiter gestalten.

WER MÖCHTEST DU IN EINER PARTNERSCHAFT SEIN?

Es könnte lohnend sein, sich einmal klar auszumalen, wie eine Partnerschaft für dich bestenfalls aussehen sollte – ob du aktuell eine lebst oder nicht. Sicherlich verfallen wir alle ab und an in romantische Träumereien. Diese sind hier aber nicht gemeint. Versuche einmal, dir ein realistisches Bild zu machen. Darin enthalten ist natürlich nicht nur das, was die andere Person mitbringen und anbieten soll, sondern auch das, was du hineingibst. Genau darum soll es bei dieser Reflexion speziell gehen. Mach dir einmal klar, was du alles an Gutem in eine Beziehung einbringen kannst.

- Was hast du einem Partner oder einer Partnerin an Qualitäten zu geben?
- Warum kann sich diese andere Person mit dir wohlfühlen?
- Warum kann sie sich glücklich schätzen, dass sie mit dir zusammen ist?
- Wie wärst du im besten Falle, wenn es Streit gibt?
- Wie wärst du im besten Falle, wenn die andere Person Sorgen hat?
- Wie wärst du gern in dieser Beziehung, wenn es dir mal nicht gut geht?
- Wie würdest du allgemein in einer Paarbeziehung gern sein und was könntest du tun, um diese Qualitäten in der nächsten Zeit zu entwickeln oder zu verstärken?

UNSER DENKEN BESTIMMT UNSER WÄHLEN UND HANDELN

Ich selbst bin viele Jahre lang solo durchs Leben gegangen. Nach einer frühen Scheidung, ich war damals gerade dreißig, musste ich mich erst einmal sortieren. So hatte ich mir das nicht vorgestellt. Wollte ich doch mit meinem Mann »für immer« zusammen sein. Dass das nicht funktioniert hat, hat mich irritiert.

Auf einem nicht unbedingt als gerade zu bezeichnenden Weg lernte ich nach und nach die schönen Seiten des Alleinseins schätzen und lieben. Ich forschte wie beschrieben intensiv dazu und schrieb darüber. Als mein Buch »21 Gründe, das Alleinsein zu lieben« veröffentlicht war, schien ich irgendwie ein neuer Mensch geworden zu sein. Ich war so intensiv hineingegangen in dieses Thema, dass es mich nicht mehr schrecken konnte. Ich hatte so viel an mir gearbeitet und das Alleinsein dabei so sehr lieben gelernt, dass ich mich kaum noch einsam fühlen konnte. Und genau dann begann eine Zeit neuer und intensiverer Begegnungen.

Nichts bleibt für immer.
Wenn etwas durchlebt ist,
kommt meist schon das Nächste.

Eines Tages war es auch so weit, dass wieder ein Mann in mein Leben kam, mit dem ich wirklich eine Partnerschaft leben wollte. Das hatte ich gar nicht mehr für möglich gehalten. Und ich habe den Eindruck, dass es nur deshalb möglich wurde, weil ich etwas Grundlegendes verändert hatte: mein Denken.

DIE MACHT UNSERER GEDANKEN

Auf einem Weiterbildungsseminar ging es darum, dass wir Bewusstheit in unsere Gedanken über andere Menschen bringen. Am Ende eines Seminartages saß ich dann in meinem Hotelzimmer und hatte eine Liste mit ungefähr zwanzig handgeschriebenen Sätzen vor mir. Es waren meine tiefsitzenden und eher unterschwellig mitlaufenden Gedanken über Männer. Und sie waren wenig freundlich.

Ich hätte schon gern wieder einen Mann in meinem Leben gehabt, doch was auf diesem Blatt zu lesen war, passte überhaupt nicht dazu. Es erschrak mich selbst, denn ich hatte mir diese Gedanken nie klargemacht. Auf diesem Blatt Papier standen meine Überzeugungen, dass Männer nur »Püppchen« wollen und keine starken Frauen. Dass sie nicht bereit sind, Schwierigkeiten in der Beziehung anzugehen und zu klären. Dass sie Frauen ab vierzig sowieso keine Chance mehr geben. Und Ähnliches mehr.

Wie könnten wir jemanden anziehen, über den wir schlecht denken?

Wie findest du diese Gedanken? Ich muss heute darüber lachen. Ich kann solche Dinge nicht mehr glauben. Damals aber waren sie für mich wahr, auch wenn ich sogar zu dieser Zeit schon Gegenbeispiele kannte. Es dürfte klar sein, dass wir mit solchen Vorstellungen keine erfüllende Beziehung führen können. Das nämlich würde nicht zu unseren Gedanken passen. Nachdem sie mir damals bewusst wurden, habe ich sie hinterfragt, eine ganze Zeit damit gearbeitet, sie geprüft und in ihr Gegenteil verkehrt, ähnlich wie ich es dir im Kapitel 3 vorgestellt hatte. Genau das könnte der Türöffner für eine neue Partnerschaft in meinem Leben gewesen sein.

WAS DENKST DU ÜBER MÄNNER ODER FRAUEN?

Nimm dir einmal einen ruhigen Moment und notiere schonungslos ehrlich, was du alles über Männer oder Frauen, je nachdem, mit wem du eine Partnerschaft eingehen willst (oder bereits lebst), denkst. Natürlich gibt es da viele wertschätzende und freundliche Gedanken. Aber es gibt auch die anderen, die Ablehnungen, die bösen Verallgemeinerungen, die Klischees und die Schlussfolgerungen aus früheren Verletzungen. Schreib all diese Gedanken einmal auf. Lass es fließen. Während du einen Gedanken notierst, tauchen oft schon die nächsten auf, darunter auch solche, die du vielleicht gar nicht vermutet hättest. All das lebt in dir. Und jetzt, wo es dir bewusst ist, kannst du damit arbeiten. Ich hatte dir im Kapitel 3 gezeigt, wie du solche Gedanken in ihr Gegenteil verkehren kannst. Nehmen wir zum Beispiel: »Männer/Frauen verletzen mich nur.« Eine Umkehrung könnte lauten: »Männer/Frauen verletzen mich nicht nur.« Und auch: »Männer/Frauen tun mir gut.« Wie könnte das wahr sein? Kannst du Beispiele für diese Sätze finden?
Wenn du so mit deinen Gedanken arbeitest, bleiben diese nicht so unversöhnlich in dir bestehen. Solange wir allerdings nicht überprüfte Überzeugungen in uns haben, sind wir wie zwiegespalten. Ein Teil sagt Ja, der andere Nein.

Prüfe deine Wünsche

Ähnlich lohnend kann es sein, sich darüber bewusst zu werden, was du in einer erwünschten oder bestehenden Beziehung vom Partner oder der Partnerin möchtest. Notiere auch hier einmal alles, was dir dazu in den Sinn kommt – ohne es zu zensieren. Frage dich dann: Würdest du diese Wünsche gut finden, wenn du selbst dein ersehntes oder reales Gegenüber wärst? Es sind nur Fragen, doch sie können unser Denken und Empfinden verwandeln. Und damit auch unser Erleben.

Kapitel neun

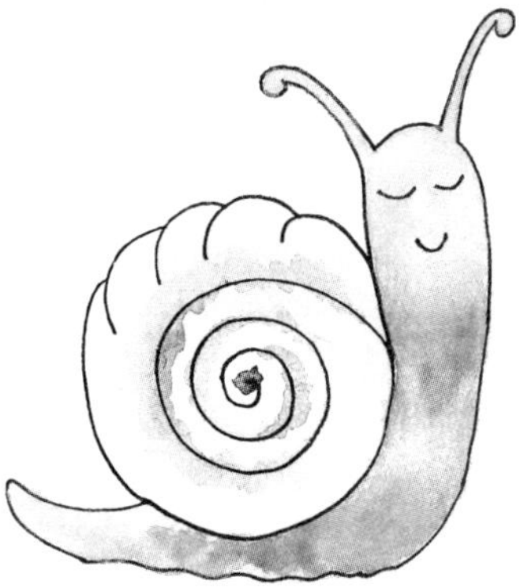

Glück finden ... und teilen

Nichts lässt uns so aufblühen wie die Dankbarkeit.
Und die empfinden wir ebenso, wenn wir schenken,
wie wenn wir beschenkt werden. Lädst du Dankbarkeit
in dein Leben ein, kann sich die Einsamkeit umso
rascher verflüchtigen. Denn beides zugleich kannst
du nicht erleben.

DIE ENORME KRAFT DER DANKBARKEIT

Es mag sich zynisch anhören, wenn man uns rät, doch dankbar zu sein. Wenn es uns nicht gut geht, weil wir uns einsam oder anderweitig belastet fühlen, glauben wir meist nicht, dass wir Grund zur Dankbarkeit hätten. Doch stimmt das?

Spätestens an dieser Stelle des Buches weißt du natürlich, dass wir immer Schwieriges und Gutes in unserer gegenwärtigen Situation ausmachen können. In den letzten Kapiteln habe ich dich auf vielfältige Weise angeregt, auf die schönen und lichtvollen Seiten zu schauen – von dir selbst, von anderen und vom Leben. Nicht, weil die Schwierigkeiten ausgeblendet werden sollen, sondern weil wir ihnen das Übergewicht in unserer Wahrnehmung entziehen dürfen. Und weil wir durch eine gehobene Stimmung viel leichter willens und auch in der Lage sind, hilfreiche Veränderungen anzustoßen.

»Wer ständig glücklich sein möchte, muss sich oft verändern.«[10]

Konfuzius

Dankbarkeit entsteht ganz natürlich daraus, dass wir auf die Seite der Medaille schauen, die wir schätzen und die uns guttut. Wenn du meine Anregung für ein Positiv-Tagebuch aus Kapitel 2 schon umsetzt, dann hast du erlebt, dass Dankbarkeit da ist, sobald wir auf die Sonnenseite unseres Lebens schauen. Sie öffnet uns für neue Erlebnisse – da wir ja in dieser Dankbarkeit wissen, dass uns das Leben gute Erfahrungen schenkt. Und interessanterweise erleben wir immer mehr, was uns Grund zu neuer Dankbarkeit gibt. Wir ziehen es regelrecht an.

Das schöne Gefühl der Dankbarkeit entsteht aber nicht nur, wenn wir auf irgendeine Weise etwas bekommen. Es entsteht auch, wenn wir etwas verschenken. Genau das kann ein Weg sein, die Einsamkeit zu überwinden.

(SICH) VERSCHENKEN

»Geben ist seliger als nehmen«, heißt es im Neuen Testament. Ein Satz, der erst einmal irritieren kann. Doch vielleicht erinnerst du dich an einen Moment, als du jemandem einen Gefallen getan hast, jemanden positiv überrascht oder beschenkt hast. Wenn sich dieser andere Mensch wirklich von Herzen gefreut hat, wie hat sich das für dich angefühlt?

Wahrscheinlich hast du dich ebenfalls gefreut – und du hast Dankbarkeit empfunden. Wir wollen oft so viel, vom Leben, von der Welt und insbesondere von den anderen. Doch indem wir großzügig sind und nicht so sehr auf das Bekommen, sondern eher auf das Geben aus sind, setzen wir eine ganz neue, überraschend schöne Dynamik in Gang. Denn:

> *»Schenken ist ein Brückenschlag über den Abgrund deiner Einsamkeit.«*[11]
>
> *Antoine de Saint-Exupéry*

Bei diesem Geben geht es nicht unbedingt um materielle Dinge. Natürlich können wir Geld und Sachwerte verschenken, wenn wir das können und wollen. Doch es gibt so viel mehr, was wir geben können. Ein Lächeln zum Beispiel für jemanden, der uns auf der Straße begegnet oder an der Supermarktkasse bedient. Wir können einer älteren Nachbarin anbieten, dass sie uns anrufen kann, wenn sie Unterstützung braucht. Wir können anderen wirklich zuhören, mit Anteilnahme und der Bereitschaft, uns emotional berühren zu lassen.

Gutes zu tun, fühlt sich gut an. Es löst Dankbarkeit in uns aus – weil wir Freude daran haben, anderen eine Freude zu machen, und deren Freude wiederum zu uns zurückfließt. Ohne, dass wir das direkt bedenken, fühlen wir uns dankbar, weil wir offensichtlich in der Lage sind zu geben. Geben setzt schließlich Haben voraus. Und nicht zuletzt fühlen wir uns über den Austausch mit anderen verbunden.

GEBEN UND DANKBARKEIT SPÜREN

Erinnere dich einmal bewusst an einige Momente in deinem Leben, wo du die Freude des Gebens und Schenkens erlebt hast. Wie war das? Schwelge ruhig ein wenig darin.

Wie könntest du anderen eine Freude machen?
Was fällt dir dazu ein? Welche Möglichkeiten siehst du, gleich morgen jemanden zu erfreuen? Du brauchst dabei in keinen intensiven Austausch mit der anderen Person zu kommen, wenn du das (noch) nicht möchtest. Du könntest beispielsweise auch irgendwo ein paar Cent liegen lassen oder im Kaffeehaus einen Cappuccino mehr bezahlen – für die nächste Person, die sich an deinen Tisch setzen wird, wenn du gegangen bist. Die Beschenkten müssen dich nicht bemerken, aber du spürst die Freude und die Dankbarkeit. Mit der Zeit fällt es dir dann immer leichter, auch direkt zu geben: im Zuhören, im da Sein, im Helfen. Eine vielleicht auch für dich besonders lohnende Variante hiervon findest du auf den kommenden Seiten.

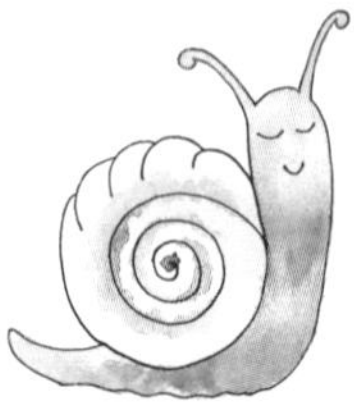

SINNHAFTIGKEIT: BEDEUTSAMER ALS GLÜCK

Eine Leserin erzählte mir, dass sie nach dem Tod ihres Ehemannes in eine Phase der Einsamkeit gestürzt war. Sie unternahm kaum noch etwas, weil ihr das ohne die Gesellschaft ihres Mannes keine Freude machen wollte, und sie traf nur noch sehr wenige Leute. Zumindest machte sie regelmäßige Spaziergänge und kam dabei oft an einem Tierheim vorbei. Eines Tages gab sie sich einen Ruck und ging hinein. Anfangs war sie erschreckt von den vielen Hunden, die ihr traurig vorkamen und ebenso einsam zu sein schienen wie sie selbst. Sie kam mit den Frauen, die dort arbeiteten, ins Gespräch und führte nun ab und zu einen Hund zum Spazieren aus. Nach und nach lernte sie immer mehr der dort Tätigen kennen, lief bald gemeinsam mit anderen, die Hunde ausführten, zusammen ihre Runden und spürte, wie sie allmählich eine neue Heimat fand. Heute ist sie regelmäßig im Tierschutzverein ihrer Region tätig. Die Einsamkeit ergreift sie kaum noch.

AKTIV ANDERE UNTERSTÜTZEN

Diese Frau ist ein schönes Beispiel für Menschen, die in einer ehrenamtlichen Tätigkeit einen Sinn finden konnten, der ihr Leben in neue Bahnen lenkte. Ob wir Sinnhaftigkeit empfinden oder nicht, ist ein enormer Unterschied. Erleben wir Sinn, sind die Zweifel verschwunden, die uns zuvor die Energie raubten. Wir können alle Kraft aufbringen, die nötig ist.

Es wird oft empfohlen, gegen die Einsamkeit gemeinnützig aktiv zu werden. Tatsächlich hat das sehr viele Vorteile. Wenn du also irgendeinen Bereich weißt, wo du ehrenamtlich einsteigen oder selbst etwas Neues auf die Beine stellen kannst, nur zu. Du kannst dabei ungemein gewinnen – und das, während du gibst:

- Du tust etwas Sinnvolles – und Sinnhaftigkeit gibt uns sehr viel Kraft, mit der wir über uns hinauswachsen können. Sie ist, wie man in der Glücksforschung oft festgestellt hat, bedeutsamer als Glück.
- Du kommst auf eine Weise in Gemeinschaft, die sich auch für introvertierte oder schüchterne Menschen relativ leicht beginnen lässt. Denn bei einer gemeinnützigen Tätigkeit geht es nicht vorrangig darum, sich mit seinen persönlichen Charaktereigenschaften freundschaftlich aneinander anzunähern. Es geht um die Sache, die man gemeinsam in die Welt bringt. Jede und jeder hat hier eine Funktion, kann aktiv etwas tun – und persönlich kennenlernen kann man sich ganz ungezwungen nebenbei.
- So können sich nicht nur viele wertvolle Erfahrungen ergeben, sondern auch Begegnungen, die zu Freundschaften werden.
- Nicht zuletzt fängst du etwas mit deiner Zeit an, was du als wertvoll empfindest und was auch anderen Menschen oder Tieren oder der Natur etwas gibt. Das sorgt für reichlich gute Gefühle und wachsende Offenheit.

Sinnhaftigkeit kannst du aber natürlich auch auf ganz andere Weisen leben. Nicht alle Menschen sind für Vereinstätigkeit und Gruppenaktivitäten gemacht. Auch wer ein Buch schreibt, einen Blog ins Internet setzt, Bilder malt, in einem feinen Austausch mit einem Baum oder See steht oder einzelne Menschen in der Nachbarschaft unterstützt, erfährt diese wesentliche Komponente eines gelingenden Lebens: die Sinnhaftigkeit.

Wenn es dir gelingt, einen Sinn in deinem Leben, in deinem Sein, vielleicht in deinem Wirken und sogar in deiner Einsamkeit zu entdecken, wirst du von ihr nicht mehr erdrückt. Du kannst sie regelrecht nutzen, um das voll und ganz zu leben, was du sinnvoll findest. Du nutzt sie als Sprungbrett – in das Mehr an Verbundenheit, das du möchtest.

WAS GIBT DIR EIN GEFÜHL VON SINNHAFTIGKEIT?

Die Frage nach dem Sinn, insbesondere nach dem Sinn des Lebens, ist sicherlich die größte überhaupt, die wir uns stellen können. Lass dir also unbedingt Zeit mit deiner Antwort – außer du kennst sie schon. Vielleicht geht es auch gar nicht darum, hierzu eine klar definierte Aussage zu treffen. Sich die Frage zu stellen ist bereits wertvoll, denn unterschwellig beginnt »es« dann in dir, stimmige Antworten zu suchen.

Was also macht für dich Sinnhaftigkeit aus? Wo erlebst du sie? Was könnte der Sinn deiner aktuellen Lebensphase sein? Welchen Sinn würdest du gern deinem (bisherigen, weiteren, gesamten) Leben geben?

So groß diese Fragen sind, die Antworten können auch klein sein – wie bei der Witwe, die ich dir am Anfang dieses Buchabschnitts vorgestellt habe. Sie fand bei ihrer neuen ehrenamtlichen Arbeit im Tierschutz die Sinnhaftigkeit, die ihrer Einsamkeit ein Ende setzte. Was könnte es bei dir sein? Welche Wünsche diesbezüglich schlummern möglicherweise in dir? Und was könntest du in diese Richtung unternehmen?

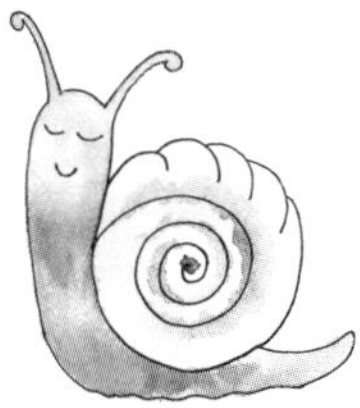

Kapitel zehn

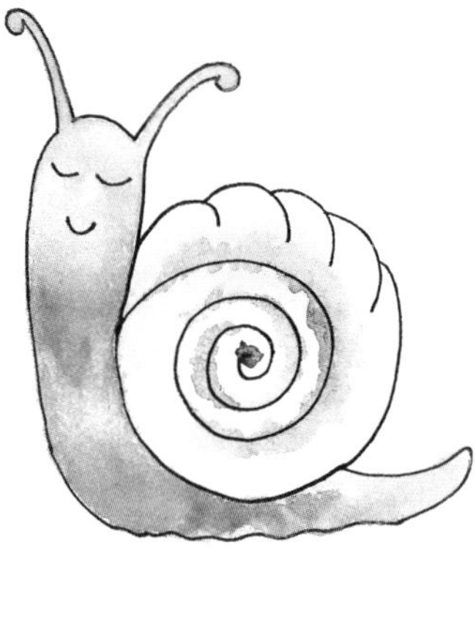

Ein wenig Starthilfe

Die besten Anregungen helfen nichts, wenn sie nicht umgesetzt werden. Doch wie bekommt man sie in den Alltag und was hilft, wenn die Einsamkeitsgefühle wieder einmal sehr mächtig werden? Lass uns gemeinsam ein paar Vorbereitungen treffen.

WIE KANN ES JETZT WEITERGEHEN?

Du hast bis hierhin eine ganze Menge Anregungen bekommen, wie du dich aus deinen Einsamkeitsgefühlen befreien kannst. Ich hoffe sehr, dass du möglichst viel für dich daraus mitnehmen kannst. Dass du Freude daran hast, einige Impulse in die Praxis umzusetzen und für eine Zeit dabei zu bleiben. Vielleicht hast du an der einen oder anderen Stelle angenehme Aha-Erlebnisse gehabt, spürbar Erleichterung erfahren, dich mit dir selbst einfach nur wohlgefühlt oder beim Verlassen deines Schneckenhauses freundliche, sogar liebevolle Erfahrungen machen dürfen. Nun geht es darum, die für dich wirklich hilfreichen Impulse Alltag werden zu lassen. Denn wie schon Erich Kästner sagte:

»Es gibt nichts Gutes,
außer man tut es.«[12]

Erich Kästner

Beim Lesen eines Buches wie diesem hier fühlen wir uns an manchen Stellen sicherlich getröstet, verstanden und bestärkt. Oft fühlen wir uns sogar euphorisch, nun unser Leben umzukrempeln und richtig aufblühen zu lassen. Haben wir das Buch dann weggelegt, landen wir – zumindest ist es mir häufig so gegangen – kurze Zeit später wieder in den gewohnten Verhaltensweisen und Stimmungslagen. Damit dir das nicht passiert und du das Allerbeste aus diesem Buch herausholen kannst, möchte ich dich in diesem abschließenden Kapitel dazu anregen, dir für die nächste Zeit ganz konkret vorzunehmen, welche Impulse du anpacken oder fortführen möchtest.

Du hast sehr viele Möglichkeiten, jetzt weiterzugehen. Lass mich dir einige Beispiele nennen und entwickle gern deine ganz individuellen eigenen weiteren Schritte:

- Du liest das Buch noch einmal und praktizierst dabei möglichst vielen Reflexionen und Übungen – auch zum wiederholten Mal kann das wertvoll sein.
- Du kannst in deinem »Raus aus dem Schneckenhaus«-Tagebuch lesen und bei einigen Reflexionen und Listen Ergänzungen machen.
- Du hast beim Lesen festgestellt, was für dich jetzt das Wesentliche ist? Also machst du an genau diesem Punkt, in genau diesem Kapitel weiter und setzt um, was dir an Praxis dafür geeignet erscheint.
- Du hast bereits damit begonnen, verschiedene Impulse in die Praxis umzusetzen? Dann wirst du wahrscheinlich einfach weitermachen wollen – bau dir doch täglich etwas »Raus aus dem Schneckenhaus«-Zeit ein und nutze dafür nicht nur die schon erprobten Impulse, sondern zusätzlich die, die dich locken, aber auch ein wenig fordern.
- Das Lesen in diesem Buch hat dich eher schmerzlich berührt und du bist dir deiner Einsamkeit erst so richtig bewusst geworden, fühlst dich aber kaum in der Lage, konstruktiv damit umzugehen? Vielleicht solltest du dir professionelle Hilfe suchen. Sprich mit jemandem bei der Telefonseelsorge oder wende dich an deinen Hausarzt oder deine Hausärztin, um dir ein geeignetes therapeutisches Angebot empfehlen zu lassen. Werde aktiv und lass dich unterstützen. Es gibt sehr viel Hilfe, wenn wir uns dafür öffnen.

AKTIV WERDEN – IM EIGENEN MASS UND TEMPO

Lass uns nun noch etwas konkreter werden. Wenn du die folgenden Reflexionen schriftlich für dich durchgehst, erstellst du dir einen Fahrplan für die nächste Zeit. Du legst fest, wie du in den nächsten Tagen das Thema Einsamkeit in deinem Leben angehen wirst. So kannst du dann – gewissermaßen ohne weiter darüber nachdenken zu müssen – aktiv werden. Was du dabei an positiven Erfahrungen machst, wird dich weitertragen.

Wenn du mit den folgenden Anregungen reflektierst, achte gern immer darauf, wann Freude in dir wach wird. Ein bisschen kribbelige Aufregung vor dem Neuen darf natürlich sein. Doch die Freude kann dir den Weg zeigen.

WAS WAR NEU UND WERTVOLL?

Lass die Kapitel dieses Buches in Ruhe noch einmal Revue passieren. Blättere vielleicht noch einmal durch die Seiten oder schau dir deine Notizen an. Möglicherweise aber fallen dir die Antworten auf folgende Fragen auch ganz spontan ein:

- Was war für dich neu?
- Was war für dich besonders wertvoll?
- Welche der Impulse hast du bereits ausprobiert?
- Was hast du dir vielleicht sogar schon zur Alltagsgewohnheit gemacht?
- Was hat dir bereits eine Veränderung gebracht – im Umgang mit deiner Einsamkeit oder bei deren Auflösung?

DEN NÄCHSTEN SCHRITT SETZEN … UND DEN ÜBERNÄCHSTEN

Den ersten Schritt oder die ersten Schritte heraus aus dem Schneckenhaus hast du bereits getan: Du hast dieses Buch zur Hand genommen und darin gelesen. Vielleicht sogar jede Seite bis zu dieser hier. Du hast über dein Leben reflektiert und bist möglicherweise schon auf die eine oder andere Weise für ein neues Wir aktiv geworden. Was soll nun der nächste Schritt sein? Wie möchtest du weitergehen auf deinem Weg heraus aus dem Schneckenhaus?

DEINE NÄCHSTEN SCHRITTE

Frage deinen Kopf und dein Herz, was für dich jetzt richtig ist, und werde dann verbindlich. Schreib dir auf:

Was wirst du morgen tun, um der Einsamkeit Schritt für Schritt den Rücken zukehren zu können?
Welchen der Impulse aus diesem Buch oder welche sonstige Möglichkeit wirst du nutzen? Es ist ganz gleich, ob es eine kleine Sache oder etwas Großes ist. Vielleicht beginnst du einfach mit dem Positiv-Tagebuch aus dem Impulskapitel 2. Oder du rufst eine frühere Freundin an, der du dich noch verbunden fühlst, auch wenn sich eure Wege getrennt haben. Oder du gehst ins Internet und suchst dir einen Chor in deiner Nähe, rufst dort an und fragst, wann du zur Probe kommen kannst. Was wirst du tun?

Was wirst du ab jetzt wöchentlich an einem bestimmten Tag tun, um dein Schneckenhaus zu verlassen?
Welche Möglichkeit willst du regelmäßig nutzen, um allmählich in einem wie auch immer gearteten und zu dir passenden Wir Geborgenheit finden zu können?

Was wirst du am nächsten Wochenende tun, um dich wohlzufühlen und vielleicht auch angenommen?
Das Wochenende ist immer eine besondere Zeit, vor allem für Menschen, die viel allein sind und sich dabei einsam fühlen. Wenn du Vorkehrungen triffst und weißt, was du an den beiden Tagen und Abenden tun willst, fällst du nicht so leicht in ein emotionales Loch.
Welche Unternehmungen und Aktivitäten »draußen« willst du dir vormerken? Und welche Vorhaben für zu Hause? Beispielsweise könntest du in Ruhe der einen oder anderen Reflexion aus diesem Buch nachgehen.

Notizen sind wichtig
Schreib dir auf, was du dir für die jeweiligen Zeitpunkte vornimmst. Du kannst es in deinem »Raus aus dem Schneckenhaus«-Tagebuch festhalten, in deinem Kalender oder auch in den Tages- und Wochenplänen, die du vielleicht schon anhand von Kapitel 2 angelegt hast. Was du dir notierst, kann nicht so leicht vergessen werden. Es bekommt eine höhere Bedeutung und die Chance, dass du es wirklich umsetzt, ist höher.
Vergiss bitte nicht: Plane immer etwas ein, worauf du dich freust. Freude ist ein wesentlicher Dünger von Motivation und positiver Veränderung. Und von Gemeinschaft und einem erfüllenden Wir sowieso.

»Was ihr nicht tut mit Lust,
gedeiht euch nicht.«[13]

Shakespeare

FÜR RÜCKFÄLLE UND SCHLECHTE TAGE

Wir werden sie wohl immer wieder einmal haben, die Tage, an denen die Einsamkeitsgefühle überhandnehmen. Auch wenn sie insgesamt immer seltener werden und du eine ganz neue emotionale Stabilität erlangst, wenn du dranbleibst. Doch was lässt sich an diesen miesen Tagen tun?

Dein kleiner Notfallkoffer

Sobald du mit ein paar der Reflexionen und Übungen vertraut geworden bist, kannst du dir einige davon für schlechte Tage zusammenstellen. Tu das am besten schriftlich, sodass du dir in schweren Momenten gleich helfen kannst. Insbesondere kannst du dann in deinem Positiv-Tagebuch lesen, sobald du es schon ein paar Tage lang ausgefüllt hast. Wenn du dich dabei ganz in die notierte Situation hineinversetzt, kannst du die positiven Empfindungen erneut spüren.

Wer kann dich unterstützen?

Notiere am besten auch gleich dazu, wer dich in schwierigen Momenten eventuell unterstützen könnte. Vielleicht gibt es einen oder zwei vertraute Menschen, an die du dich wenden kannst. Vielleicht auch dein Hausarzt oder eine Heilpraktikerin. In großer Not auch die Telefonseelsorge.

Erinnerung

All die Anregungen in diesem Buch sind vor allem für eine längerfristige Nutzung gedacht. Es ist daher am besten, immer ein bisschen dranzubleiben. Was für eine Erinnerungshilfe könntest du dir schaffen, um dein Projekt »Raus aus dem Schneckenhaus« nicht in Vergessenheit geraten zu lassen? Vielleicht zeichnest oder kaufst du dir ein Kärtchen mit einer Schnecke darauf und legst sie dir auf den Esstisch oder ins Bad?

ALLES GUTE FÜR DICH!

Wir sind nun am Ende unserer gemeinsamen Expedition »Raus aus dem Schneckenhaus« angekommen. Doch deine Reise mit all den Impulsen hier darf weitergehen. Sie wird nicht immer geradeaus verlaufen, so wie ich auch mit all den Impulsen hier verschiedene Bögen und Kurven beschrieben habe. Ob du bis hierhin ganz im Schneckenhaus geblieben bist, ob du es zeitweise verlassen hast oder schon ganz draußen bist und es nur noch aufsuchst, wenn es dir »unter Leuten« zu viel geworden ist – bleib dran.

Bleib dran an deinem Weg
zu genau der Verbundenheit, die du dir
wünschst und die dir guttut.

Mit meinen vielen positiven Worten wollte ich keinesfalls darüber hinwegsehen, dass Einsamkeit schmerzhaft und enorm belastend sein kann. Sie kann aber auch der Startpunkt für ein tiefergehendes Verständnis für sich selbst und die anderen sein – und damit für eine längerfristige wertvolle Veränderung in deinem Leben. Ich wünsche dir von Herzen, dass du sie genau dafür auf allerbeste Weise nutzen kannst.

Wenn du wesentliche Impulse aus diesem Buch in dein Leben und in deinen Alltag bringst, bewegst du dich mittel- und langfristig heraus aus der Schwere deiner empfundenen Isolation. Du blickst neu und mit mehr Freundlichkeit und Wohlwollen auf dich und die Welt – und wahrscheinlich wird die Welt auch neu und voller Freundlichkeit und Wohlwollen auf dich schauen.
Bestes Gelingen!

Dein Schneckenhaus bleibt dir. Genieße die Welt »da draußen«, die Begegnungen, die Freuden und den Kitzel des Miteinanders. Und verschnaufe im Für-sich-Sein, wenn dir das guttut.

BÜCHER, DIE WEITERHELFEN

Die folgenden Bücher sind für mich wahre Schätze, weswegen ich sie auch dir empfehlen möchte. Auch geschriebene Werke können Freunde sein, denen wir viel verdanken und die wir gern bei uns haben, um uns gelegentlich mit ihnen »zu unterhalten«. Die folgenden Bücher, so wie ich sie erlebe, öffnen uns als Lesende für die Schönheiten des Menschseins und des Lebens. Sie machen Lust auf Verbundenheit.

Susan Cain: Still. Die Kraft der Introvertierten (Goldmann)
Ein großartiges Buch über die versteckte Power der introvertierten Menschen, die so oft übersehen werden, aber einen außergewöhnlichen und wertvollen Beitrag für jede Gemeinschaft, ob groß oder klein, leisten.

Erica J. Chopich, Margaret Paul: Aussöhnung mit dem inneren Kind (Ullstein)
Der Klassiker seit Jahrzehnten. In uns allen lebt ein kindlicher Anteil weiter, doch er ist aufgrund von schmerzhaften Erfahrungen oft verletzt, bis wir uns ihm liebevoll zuwenden. In Phasen der Einsamkeit ist ein freundlicher und unterstützender Kontakt zum inneren Kind sehr hilfreich. In diesem Buch finden sich theoretische und praktische Grundlagen dafür.

Barbara L. Fredrickson: Die Macht der guten Gefühle (Campus)
Die namhafte Vertreterin der Positiven Psychologie mit den Grundlagen darüber, warum gute Gefühle unser Leben komplett verwandeln und wie wir diese Gefühle entwickeln können.

Ralf Heske: Vier Fragen, die alles verändern. Das große Praxisbuch für The Work nach Byron Katie (Gräfe und Unzer)
Im Kapitel 3 hatte ich dir eine sehr vereinfachte Form der Arbeit mit Ihren Gedanken vorgestellt. Die vollständige und ungemein hilfreiche Methode stellt Ralf Heske in diesem Buch so vor, dass du in die Lage versetzt wirst, The Work in so ziemlich allen Lebenslagen wirkungsvoll anzuwenden. Da unsere Gedanken unser Empfinden und Handeln entscheidend mitbestimmen, ist ein gekonnter Umgang mit ihnen ungemein hilfreich.

Byron Katie: Lieben was ist. Wie vier Fragen Ihr Leben verändern können (Arkana)
Ein weiterer Klassiker, diesmal von Byron Katie selbst, die The Work in die Welt brachte. Die Worte dieser außergewöhnlichen Frau zu lesen, weitet bereits den Geist und das Herz. Sie beschreibt hier auch bewegende Fallbeispiele von Menschen, mit denen sie die Methode praktiziert hat.

Jack Kornfield: Das innere Licht entdecken. Meditationen für schwierige Zeiten (Hörbuch, Arkana)
Das wohl tröstlichste und aufbauendste (Hör-)Buch, das ich kenne. Der Buddhist Jack Kornfield unterstützt die Zuhörenden hier in den unterschiedlichsten schwierigen Lebenslagen, in der Trauer ebenso wie im Schmerz der Einsamkeit, wieder Mut zu fassen und zuversichtlich weiterzugehen. Ich persönlich bin sehr dankbar, um dieses Hörbuch zu wissen. Es ist wie ein seelisches Notfall-Medikament.

Franziska Muri: 21 Gründe, das Alleinsein zu lieben (Integral)
Mein Buch möchte ich hier auch anbringen. Ich wollte mit ihm den Ruf des Alleinseins verbessern und das ist mir sicher auch ein gutes Stück weit gelungen, wie mir die vielen Zuschriften von Leserinnen und Lesern zeigen. Mit vielen eigenen Erfahrungen und einem großen Pool an Sachliteratur zum Thema habe ich hier meinen Schwerpunkt auf die Schätze gelegt, die sich im Alleinsein finden lassen. Auch Verbundenheit ist dabei ein wichtiger Bereich, denn sie darf auch bei Menschen nicht fehlen, die sehr gern für sich sind.
Mit dem Portal Sinnsucher habe ich auch einen Onlinekurs zum Thema produziert: »Niemals einsam« mit vieles praktischen Anregungen, Übungen und Meditationen (www.sinnsucher.de).

Richard Rohr: Reifes Leben (Herder)
Ein sehr ermutigendes Buch über das Reiferwerden, das mit den Jahren kommt, aber auch im Wesen vieler Menschen liegt, während es andere auch im hohen Alter kaum kennenlernen. Ein Buch voller Weisheit, auch über die Stolpersteine im Leben und gelegentliche Zeiten der Einsamkeit.

Lucia Scholz: Nutze die Kraft deiner Gefühle (Gräfe und Unzer)
Aus diesem Buch stammt die für meine Begriffe sehr schöne und hilfreiche Übung »Gefühle als Gäste willkommen heißen«, die ich dir im Kapitel 5 ans Herz gelegt habe. Das leider nur noch gebraucht erhältliche Werk vermittelt sehr viele Informationen über unser Fühlen und erleichtert das Leben und insbesondere schwierige Stimmungslagen mit seinen praktischen Anregungen.

ÜBERSICHT ÜBER DIE PRAKTISCHEN ANREGUNGEN

Die Kapitel dieses Buches geben dir eine ganze Menge an praktischen Anregungen. Das könnte sich nach »Arbeit« anhören – und letztlich ist es auch genau das. Das Leben in unserer sich so schnell verändernden Welt macht es uns nicht immer leicht. Um Schritt halten zu können und auch emotional immer wieder in die angenehmeren Gefilde zu kommen und bestenfalls dort zu bleiben, müssen wir nachhelfen. Die Übersicht hier zeigt dir die Reflexionen und Übungen dieses Buches noch einmal auf einen Blick, damit du immer schnell findest, was du suchst. Und sicherlich hast du bereits erfahren, dass das Reflektieren in dieser Art auch Freude macht.

ANMERKUNGEN

1. Die Umfrage zu Einsamkeitsgefühlen in den einzelnen Altersstufen findet sich auf der Website des Statistischen Bundesamtes: https://de.statista.com/statistik/daten/studie/1014929/umfrage/umfrage-in-deutschland-zur-haeufigkeit-von-einsamkeit-nach-alter/ (zuletzt abgerufen am 17. Juli 2023).
2. Heller, Erich, Beug, Joachim (Hg.): *Franz Kafka*, München, Heimeran 1969.
3. Seneca: *Über die Seelenruhe*, Darmstadt, WBG 1980, 1983.
4. Vgl. Hesse, Hermann: *»Eigensinn macht Spaß« Individuation und Anpassung*, Berlin, Suhrkamp 1986.
5. Cacioppo, John T., Patrick, William: *Einsamkeit. Woher sie kommt, was sie bewirkt, wie man ihr entrinnt*, Heidelberg, Springer Spektrum 2011.
6. Krailsheimer, Hans: *Kein Ausweg ist auch einer*, München, Heimeran 1954.
7. Heyse, Paul: *Spruchbüchlein*, Berlin, Wilhelm Hertz 1885.
8. Rumi: *Die Musik, die wir sind*, Freiburg, Arbor 2009.
9. Scholz, Lucia: *Nutze die Kraft deiner Gefühle. Der einfache Weg zu Gelassenheit, Glück und tiefer Zufriedenheit*, München, Gräfe und Unzer 2014.
10. Konfuzius: *Gespräche*, Frankfurt, Fischer 2008.
11. Saint-Exupéry, Antoine de: *Die Stadt in der Wüste. Citadelle*, Düsseldorf, Karl Rauch 1951.
12. Kästner, Erich: *Kurz und bündig. Epigramme*, München, Droemer Knaur 1950.
13. Shakespeare, William: *Der Widerspenstigen Zähmung*, Oberursel, Gröls 2022.

LIEBE LESERINNEN UND LESER,

wir wollen Ihnen mit diesem Buch Informationen und Anregungen geben, um Ihnen das Leben zu erleichtern oder Sie zu inspirieren, Neues auszuprobieren. Wir achten bei der Erstellung unserer Bücher auf Aktualität und stellen höchste Ansprüche an Inhalt und Gestaltung. Alle Anleitungen und Rezepte werden von unseren Autoren, jeweils Experten auf ihren Gebieten, gewissenhaft erstellt und von unseren Redakteur*innen mit größter Sorgfalt ausgewählt und geprüft.

Haben wir Ihre Erwartungen erfüllt? Sind Sie mit diesem Buch und seinen Inhalten zufrieden? Wir freuen uns auf Ihre Rückmeldung. Und wir freuen uns, wenn Sie diesen Titel weiterempfehlen, in Ihrem Freundeskreis oder bei Ihrem Online-Kauf.

Sollten wir Ihre Erwartungen so gar nicht erfüllt haben, tauschen wir Ihnen Ihr Buch jederzeit gegen ein gleichwertiges zum gleichen oder ähnlichen Thema um.

KONTAKT ZUM LESERSERVICE

GRÄFE UND UNZER VERLAG
Grillparzerstraße 12
81675 München
www.gu.de

Ein Unternehmen der GANSKE VERLAGSGRUPPE

IMPRESSUM

GU ist eine eingetragene Marke der GRÄFE UND UNZER VERLAG GmbH, www.gu.de

ISBN 978-3-8338-9073-4
1. Auflage 2024

Projektleitung: Franziska Mohrfeldt
Lektorat: Pascal Frank
Bildredaktion: Simone Hoffmann
Umschlaggestaltung: Petra Schmidt, ki 36 editorial Design
Layout: Uhl + Massopust, Aalen, nach einer Vorlage von independent Medien-Design, Horst Moser, München
Herstellung: Petra Roth
Satz: Uhl + Massopust, Aalen
Reproduktion: Medienprinzen GmbH, München
Druck und Bindung: DZS Grafik, Slowenien

Umwelthinweis

Nachhaltigkeit ist uns sehr wichtig. Der Rohstoff Papier ist in der Buchproduktion hierfür von entscheidender Bedeutung. Daher ist dieses Buch auf PEFC-zertifiziertem Papier gedruckt. PEFC garantiert, dass ökologische, soziale und ökonomische Aspekte in der Verarbeitungskette unabhängig überwacht werden und lückenlos nachvollziehbar sind.

Bildnachweis

Schneckenillustration Cover/Innenteil: © Victoria Watercolor/Pixabay

Syndication: Bildagentur Image Professionals GmbH, Tumblingerstr. 32, 80337 München
www.imageprofessionals.com

Wichtiger Hinweis

Die Gedanken, Methoden und Anregungen in diesem Buch stellen die Meinung bzw. Erfahrung der Verfasserin dar. Sie wurden von der Autorin nach bestem Wissen erstellt und mit größtmöglicher Sorgfalt geprüft. Sie bieten jedoch keinen Ersatz für persönlichen kompetenten medizinischen Rat. Jede Leserin, jeder Leser ist für das eigene Tun und Lassen auch weiterhin selbst verantwortlich. Weder Autorin noch Verlag können für eventuelle Nachteile oder Schäden, die aus den im Buch gegebenen praktischen Hinweisen resultieren, eine Haftung übernehmen.